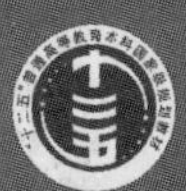

“十二五”普通高等教育本科国家级规划教材配

国家卫生和计划生育委员会“十三五”规划教

全国高等学校配套教材

供医学影像学专业用

影像核医学与分子影像
学习指导与习题集

第2版

主　编　陈　跃　黄　钢

副主编　王全师　李亚明　兰晓莉

编　委（以姓氏笔画为序）

王全师（南方医科大学南方医院）
申宝忠（哈尔滨医科大学附属第四医院）
兰晓莉（华中科技大学同济医学院附属协和医院）
刘建军（上海交通大学医学院附属仁济医院）
关晏星（南昌大学第一附属医院）
孙俊杰（蚌埠医学院）
李小东（天津医科大学第二医院）
李亚明（中国医科大学附属第一医院）
李芳巍（牡丹江医学院）
陈　跃（西南医科大学附属医院）
金龙云（牡丹江医学院）
赵德善（山西医科大学第二医院）
袁耿彪（重庆医科大学附属第二医院）
徐慧琴（安徽医科大学第一附属医院）
高海燕（山西医科大学第二医院）
唐　军（苏州大学附属第二医院）
黄　钢（上海健康医学院）
黄占文（西南医科大学附属医院）
韩星敏（郑州大学第一附属医院）
程　旭（南京医科大学第一附属医院）
游金辉（川北医学院附属医院）

编写秘书　黄占文（兼）

汤玲琳（上海交通大学医学院附属仁济医院）

人民卫生出版社

图书在版编目（CIP）数据

影像核医学与分子影像学习指导与习题集/陈跃，黄钢主编.
—2版. —北京：人民卫生出版社，2017
本科医学影像学专业第四轮规划教材配套教材
ISBN 978-7-117-24329-2

Ⅰ. ①影… Ⅱ. ①陈… ②黄… Ⅲ. ①放射性同位素诊断-医学院校-教学参考资料 ②分子-成象-影象诊断-医学院校-教学参考资料 Ⅳ. ①R817.4 ②R445.9

中国版本图书馆 CIP 数据核字（2017）第 063088 号

影像核医学与分子影像学习指导与习题集
第 2 版

主　　编：陈　跃　黄　钢
出版发行：人民卫生出版社（中继线 010-59780011）
地　　址：北京市朝阳区潘家园南里 19 号
邮　　编：100021
E - mail：pmph @ pmph.com
购书热线：010-59787592　010-59787584　010-65264830
印　　刷：三河市尚艺印装有限公司
经　　销：新华书店
开　　本：787 × 1092　1/16　　印张：10　　插页：2
字　　数：237 千字
版　　次：2011 年 3 月第 1 版　　2017 年 4 月第 2 版
　　　　　2017 年 4 月第 2 版第 1 次印刷（总第 2 次印刷）
标准书号：ISBN 978-7-117-24329-2/R · 24330
定　　价：23.00 元

前言

影像核医学与分子影像是一门发展迅速的学科，随着放射性药物的进展，以及SPECT/CT、PET/CT、PET/MR等设备的应用，影像核医学与分子影像在临床上发挥着越来越重要的作用。

为更好领会《影像核医学与分子影像》第3版教材，加深对教材的理解，作者编写了《影像核医学与分子影像学习指导与习题集》。本书为《影像核医学与分子影像》第3版教材的配套辅导书。

本学习指导与习题集以《影像核医学与分子影像》第3版教材为基础，每章包括学习目标、重点和难点内容、习题、参考答案。编写了6种题型，包括名词解释、填空题、A1型选择题、A2型选择题、B型选择题、简答题，所有习题均附有参考答案。习题集内容与教材保持一致，体现教学大纲要求。对本教材内容的概括归纳可帮助学生加深对教材内容的理解。

本版学习指导与习题集比上一版增加了学习目标、重点和难点内容、A2型选择题、B型选择题。

本书可供学生自学、复习考试、研究生入学考试、职业医师考试、上岗证考试、职称考试使用，有较大参考价值，同时对影像核医学教学人员有帮助。

陈　跃　黄　钢

2017年1月

目录

第一章　核医学影像基础与设备

一、学习目标

1. 掌握　γ射线探测的基本原理，SPECT成像的基本原理，PET成像的基本原理。

2. 熟悉　核医学相关物理基础知识定义，SPECT的基本结构和图像采集，PET的基本结构和图像采集。

3. 了解　SPECT（SPECT/CT）的图像重建、图像融合和质量控制，PET（PET/CT）的图像重建、图像融合和质量控制。

二、重点和难点内容

（一）核医学物理基础

1. 同位素与同质异能素的定义。
2. 放射性与放射性核素的定义。
3. 半衰期的定义与分类。
4. 放射性活度的定义与计量转换。
5. 电离的定义。
6. 激发的基本定义。
7. 湮没辐射的定义。
8. 光电效应的定义。
9. 康普顿效应的定义。
10. 电子对效应的定义。

（二）核医学成像基础

1. 闪烁晶体。
2. 光电倍增管。

（三）单光子发射型计算机断层显像

1. SPECT成像的基本原理。
2. 准直器的分类和应用。

（四）正电子发射型计算机断层显像

1. 湮灭符合探测的基本原理和类型。
2. PET图像采集的基本类型和应用。

三、习题

（一）名词解释

1. 放射性核素
2. 放射性活度
3. 物理半衰期
4. 湮灭辐射
5. 电离
6. 激发
7. 康普顿散射
8. 光电效应
9. 电子对效应
10. 准直器
11. 符合探测

（二）填空题

1. 放射性核素衰变方式主要包括_______、_______、_______、_______、_______等。

2. β^+衰变过程中，母核有一个_______转化为一个_______，同时释放出一个_______即_______粒子，新形成的元素在周期表中_______移_______个位置。

3. 放射性活度的国际制单位是_______，而惯用单位是_______、_______或_______。

4. γ射线与物质的相互作用主要有_______、_______、_______三种方式。

5. 带电粒子与物质的相互作用主要有_______、_______、_______、_______和_______等。

6. 韧致辐射释放的能量与介质的原子序数的平方成_______，与带电粒子的质量成_______，并随带电粒子的能量增大而_______。

7. 有效半衰期是指放射性核素由于_______和_______两者的共同作用，在体内的放射性减少一半所需的时间。

8. 当快速运动的入射粒子通过介质时，由于受到_______的作用，运动速度突然_______，这时入射粒子能量的一部分以_______形式辐射出来，称为韧致辐射。

9. 核素是指具有一定数目的_______、_______及_______的原子。

10. 母体放射性核素发射出α粒子后转变为质子数_______，原子序数_______的子体核素。

（三）单项选择题

【A1型题】

1. 单位体积溶液内所含的放射性活度为
   A. 放射性浓度　　B. 比活度　　C. 活度
   D. 吸收剂量　　E. 当量剂量

2. PET的探测原理是
   A. 电离　　B. 激发　　C. 湮灭辐射
   D. 韧致辐射　　E. 吸收作用

3. 放射性核素从激发态到基态或低能态的衰变方式是

A. α衰变　　B. $β^-$衰变　　C. $β^+$衰变

D. γ衰变　　E. 中子衰变

4. 下列描述**错误**的是

A. PET探测原理是对湮灭辐射产生的方向相反能量相等的γ光子进行空间定位

B. 根据轫致辐射的机制，防护β射线应采用高密度材料

C. 电离和激发是某些放射性仪器探测射线的物理基础

D. 吸收剂量指单位质量被照射物质吸收任何电离辐射的平均能量

E. PET 3D采集是在撤除隔板的条件下进行的一种快速立体采集方式

5. 在核衰变中，由于原子核中子过多而造成的衰变方式为

A. α衰变　　B. $β^-$衰变　　C. $β^+$衰变

D. γ衰变　　E. 中子衰变

6. T_{eff}是指

A. 生物系统中放射性核素活度减少一半所需的时间

B. 放射性核素由于衰变作用使放射活度减少一半所需的时间

C. 放射性衰变和生物代谢协同作用使放射性活度减少一半时所需的时间

D. 由于生物学代谢作用使放射性活度减少一半所需的时间

E. 放射性衰变和生物代谢协同作用使放射性比活度减少一半时所需的时间

7. 关于α射线、β射线和γ射线的描述正确的是

A. β射线比α射线产生的辐射生物学效应弱

B. α射线穿透力最强

C. $β^+$射线主要用于PET显像

D. γ射线主要用于放射性核素的治疗

E. α射线的电离能力最弱

8. 以下对于核素的物理半衰期$T_{1/2}$**不正确**的描述是

A. ^{131}I: 8.02天　　B. ^{125}I: 30.2天　　C. ^{90}Sr: 28.5年

D. ^{99m}Tc: 6.02小时　　E. ^{18}F: 119分钟

9. 在SPECT显像中最理想最常用的放射性核素是

A. ^{131}I　　B. ^{18}F　　C. ^{125}I

D. ^{99m}Tc　　E. ^{188}Re

10. **不是**放射性核素显像的特点的是

A. 较高特异性的功能显像

B. 动态定量显示脏器、组织和病变的血流和功能信息

C. 提供脏器病变的代谢信息

D. 精确显示脏器、组织、病变和细微结构

E. 是一种达到分子水平的成像技术

11. 描述正确的是

A. γ闪烁探测器由碘化钠（NaI）晶体、光电倍增管和前置放大器组成

B. γ照相机不可进行动态和全身显像

C. 液体闪烁计数器主要测量发射γ射线的放射性核素
D. PET仪器性能不如SPECT
E. SPECT采集可分为2D和3D采集两种类型

12. 有关PET的描述不正确的是
A. PET是正电子发射型计算机断层显像仪的英文缩写
B. 常用放射性核素^{99m}Tc及其标记化合物作为正电子药物
C. 临床上主要用于肿瘤显像
D. 显像原理是湮灭辐射效应
E. PET采集可分为2D和3D采集两种类型

13. 有关高能准直成像不正确的是
A. 探测正电子湮灭辐射时产生的两个511keV γ光子中的一个
B. 探测正电子湮灭辐射时产生的两个511keV γ光子中的两个
C. 不宜进行脑和躯体肿瘤的正电子断层显像
D. 是一种单光子探测方式
E. 可探测放射性核素^{131}I发射的γ光子

14. 国家规定的核医学科唯一强制检定的核医学仪器为
A. SPECT　B. γ照相机　C. 肾图仪
D. 活度计　E. 液闪探测仪

15. 最适宜γ照相机显像的γ射线能量为
A. 100~300keV　B. 60~80keV　C. 364keV
D. 300~400keV　E. 511keV

16. 图像融合技术的主要目的是
A. 提高病灶的阳性率
B. 了解病灶区解剖密度的变化
C. 了解病灶区解剖形态的变化
D. 了解病灶区解剖定位及其代谢活性与血流的变化
E. 了解放射性核素的动力学变化

17. ^{99m}Tc与^{99}Tc互为
A. 同位素　B. 同中子素　C. 同质异能素
D. 同一核素　E. 元素

18. 原子核发生电子俘获后
A. 质子数减少2，质量数减少4，放出α粒子
B. 质子数增加1，质量数不变，放出$β^-$射线与反中微子
C. 质子数减少1，质量数不变，放出$β^+$射线与反中微子
D. 质子数减少1，质量数不变，放出中微子
E. 质子数增加1，质量数不变，放出$β^+$射线与反中微子

19. 湮灭辐射是指
A. 射线与物质相互作用能量耗尽后停留在物质中
B. 光子与物质原子的轨道电子碰撞，其能量全部交给轨道电子，使之脱离原子轨

道，光子本身消失

C. 静止的正电子与物质中的负电子结合，正负电子消失，两个电子的静止质量转化为两个方向相反，能量各为511keV的γ光子

D. 能量大于1.022MeV的γ光子在物质原子核电场作用下，能量为1.022MeV的部分转化为一对正负电子

E. 光子与物质原子的轨道电子碰撞，其能量部分交给轨道电子，使之脱离原子轨道，光子本身消失

20. γ计数器的探头部分由NaI晶体、光电倍增管、前置放大器等部件组成，其基本探测原理基于γ射线对NaI晶体的作用是

A. 电离　B. 激发　C. 韧致辐射

D. 湮灭辐射　E. 吸收作用

21. 反映射线引起的生物效应大小的电离辐射量是

A. 照射量　B. 吸收剂量　C. 放射性活度

D. 当量剂量　E. 剂量当量

22. **不符合**放射性核素特征的是

A. 核内引力和斥力平衡　B. 放射性活度随时间而减少

C. 原子核处于不稳定状态　D. 释放出射线

E. 是人工合成的一种元素

23. β^+粒子和物质作用后，**不会**出现的情况是

A. 产生能量相等的一对γ光子　B. 产生一对能量分别为140keV的γ光子

C. 产生一对γ光子的辐射方向相反　D. PET利用这对γ光子进行成像

E. 发生康普顿散射

24. 放射性核素衰变的指数规律描述的关系是

A. 活度随着能量的变化而变化　B. 能量随着时间的变化而变化

C. 电离能力随着时间的变化而变化　D. 活度随着时间的变化而变化

E. 比活度随着能量变化而变化

25. 放射性活度单位100Bq表示

A. 每秒10次核衰变　B. 每秒100次核衰变

C. 每秒3.7×10^5次核衰变　D. 每秒3.7×10^4次核衰变

E. 每秒1次核衰变

26. 处于激发态的原子核把跃迁能量传递给本原子的一个电子，使其脱离原子由此产生的自由电子的名称是

A. β^+粒子　B. β^-粒子　C. 光电子

D. 内转换电子　E. 康普顿电子

27. 屏蔽β射线首选

A. 铅　B. 铝　C. 有机玻璃

D. 由于β射线穿透性强，应视具体情况而定　E. 钡

28. 设某核素的物理半衰期为2小时，生物半衰期为8小时，该核素的有效半衰期是

A. 1.6小时　B. 2.5小时　C. 4小时

D. 16小时　　E. 8小时

29. α粒子的电离能力高于β粒子，其原因之一是

A. α粒子带正电荷　　B. α粒子电荷量更大

C. α粒子能谱是连续分布的　　D. α粒子每次电离丧失34eV能量

E. α粒子带负电荷

30. 关于当量剂量，其计量单位是

A. 库伦/千克　　B. 希沃特　　C. 贝克

D. 戈瑞　　E. 居里

31. 放射性活度的单位是

A. 雷姆　　B. 希沃特　　C. 贝克

D. 拉德　　E. 焦耳

32. 设某放射性样品的初始活度是16mCi，核素$T_{1/2}$为4小时，后其活度变为2mCi所用时间是

A. 4小时　　B. 8小时　　C. 10小时

D. 12小时　　E. 16小时

33. 关于放射性核素衰变的指数规律，其正确的表达公式是

A. $A=A_0e^{-\lambda/t}$　　B. $A=A_0e^{\lambda t}$　　C. $A=A_0^{-\lambda t}$

D. $A=A_0e^{-\lambda t}$　　E. $A=A_0^{\lambda/t}$

34. 下列核素中，**不发射**β射线的核素是

A. ^{131}I　　B. ^{32}P　　C. ^{198}Au

D. ^{99m}Tc　　E. ^{188}Re

35. 放射性核素衰变的速度取决于

A. 衰变常数　　B. 放射性活度　　C. 衰变时间

D. 比活度　　E. 吸收剂量

36. 影响放射性核素的衰变特性的因素是

A. 压力因素　　B. 温度因素　　C. 化学状态因素

D. 不受任何环境因素　　E. 大气压力

37. β^-衰变是指母核发出β^-粒子而转变为子核的特征是

A. 原子序数减1，质量数不变　　B. 质量数减1，原子序数不变

C. 原子序数加1，质量数不变　　D. 质量数加1，原子序数不变

E. 原子序数不变，质量数不变

38. 1kg受照射物质吸收1J的辐射能量称为

A. Gy　　B. rad　　C. Sv

D. rem　　E. Ci

39. 1kg被照射物质吸收1J的辐射能量即等于100

A. rad　　B. Bq　　C. Gy

D. rem　　E. Ci

40. 带电粒子通过物质介质时，单位路径形成的离子对数目称

A. 电离　　B. 激发　　C. 电离本领

D. 电离密度　　E. 电荷

41. 用多道平行孔准直器时，其源与准直器的距离和分辨率分别是

A. 增加，增加　　B. 增加，减低　　C. 减低，减低

D. 减低，增加　　E. 减低，不变

42. 液体闪烁计数器主要用于测量的辐射是

A. γ射线　　B. β射线　　C. α射线

D. 中子　　E. 反中微子

43. 对于肿瘤外科治疗和放射治疗，最好的影像学检查手段是

A. CT　　B. MRI　　C. SPECT

D. PET/CT　　E. 超声

44. 井型探测器的几何效率是

A. 5%　　B. 25%　　C. 75%

D. 95%　　E. 100%

45. 晶体探测器产生的荧光与射线能量的关系是

A. 呈正比例　　B. 呈反比例　　C. 反比例方程

D. 呈对数关系　　E. 呈指数关系

46. 闪烁计数器上、下甄别阈之间的区域称为

A. 阻抗　　B. 谱　　C. 漂

D. 窗　　E. 道

47. 往往用来校正各种能谱仪，属于单能射线发射体的核素是

A. ^{99m}Tc　　B. ^{131}I　　C. ^{137}Cs

D. ^{201}Tl　　E. ^{18}F

48. 准直器对两个截然不同的放射源辨别能力的术语是

A. 灵敏度　　B. 分辨率　　C. 特异性

D. 探测效率　　E. 准直效率

49. 用^{99m}Tc标记物作快速动态采集时，最好选用的准直器是

A. 低能高灵敏　　B. 低能高分辨　　C. 平行孔通用

D. 高能通用　　E. 锥孔型

50. 使晶体上的影像能扩大或缩小的准直器是

A. 针孔型　　B. 聚焦型　　C. 张角型

D. 平行孔　　E. 符合型

51. 肾图仪是一种

A. 功能测定仪　　B. 污染、剂量监测仪　　C. γ照相机

D. 井型计数器　　E. SPECT仪

52. 纯γ射线发射体是

A. ^{99m}Tc　　B. ^{131}I　　C. ^{18}F

D. ^{153}Sm　　E. ^{186}Re

53. 目前应用最广泛的正电子核素是

A. ^{11}C　　B. ^{13}N　　C. ^{18}F

D. ^{15}O　　E. ^{82}Rb

54. 核反应堆投入生产的时间是

A. 1931年　　B. 1941年　　C. 1946年

D. 1957年　　E. 1958年

55. 同质异能素指

A. 质子数、中子数均相同，并处于同一能量状态的原子

B. 质子数、中子数均相同，但所处的能量状态不同的原子

C. 质量数相同，但质子数和中子数不同的原子

D. 质子数相同，中子数不同的原子

E. 质子数、中子数均不相同，但所处的能量相同的原子

56. 中子数过多的核素可发生的衰变类型是

A. α衰变　　B. $β^-$衰变　　C. $β^+$衰变

D. γ衰变　　E. 中子衰变

57. 下列射线中，与外层电子发生弹性碰撞可发生康普顿效应的是

A. α射线　　B. $β^-$射线　　C. $β^+$射线

D. γ射线　　E. 中子

58. 放射性活度的国际单位是

A. 贝可　　B. 戈瑞　　C. 拉德

D. 雷姆　　E. 焦耳

59. ^{131}I用于脏器功能显像时，应用准直器类型为

A. 中能通用准直器　　B. 高能通用准直器　　C. 低能通用准直器

D. 低能高分辨准直器　　E. 符合准直器

60. 18氟（^{18}F）用于脏器代谢显像时，应用准直器类型为

A. 中能通用准直器　　B. 低能通用准直器　　C. 超高能准直器

D. 高能通用准直器　　E. 符合准直器

【B型题】

（61~65题共用备选答案）

A. α衰变　　B. $β^-$衰变　　C. $β^+$衰变

D. γ衰变　　E. 电子俘获

61. 不稳定原子核内一个质子转换成中子，放射出一个正电子是指

62. 不稳定原子核吸收一个核外轨道电子，使核内的一个质子转变为中子和中微子的衰变类型是指

63. 不稳定原子核内一个中子转换成质子，放射出一个电子是指

64. 激发态原子核回到基态或低能状态，放射出γ光子是指

65. 放射性核素衰变过程中放射出一个α粒子是指

（66~70题共用备选答案）

A. 激发　　B. 湮没辐射　　C. 光电效应

D. 康普顿效应　　E. 电子对效应

66. γ光子与外层电子发生弹性碰撞而发生的效应是指

67. 入射带电粒子使物质原子的轨道电子获得的能量较小时，吸收能量使轨道电子从低能量级跃迁至高能量级是指

68. 当X（γ）光子从原子核旁经过，在原子核库仑场的作用下形成一对正负电子是指

69. X（γ）光子使物质原子的轨道电子获得全部能量，使其脱离原子成为自由电子（光电子）是指

70. 正电子与物质中的自由电子相结合，正负两个电子的静止质量转化为方向相反、能量各为0.511MeV的两个γ光子是指

（四）简答题

1. 简述γ闪烁探测器的基本结构及工作原理。

2. 简述常见核衰变的类型。

3. 说明物理半衰期、生物半衰期、有效半衰期的概念以及它们之间的关系。

4. 射线与物质的相互作用有哪些？

5. 简述SPECT/CT与PET/CT的质量控制。

四、参考答案

（一）名词解释

1. 放射性核素： 又称不稳定性核素，它能够自发地发生核内结构或能级的变化，同时可释放某种射线而转变为另一种核素。

2. 放射性活度： 单位时间内原子核衰变的数量。

3. 物理半衰期： 放射性核素在自然衰变过程中，所有的原子数减少至一半所需要的时间。

4. 湮灭辐射： 当β^+粒子与物质作用能量耗尽时和物质中的自由电子结合，正负电荷抵消，两个电子的静止质量转化为两个方向相反，能量各为0.511MeV的γ光子的过程。

5. 电离： 入射的带电粒子使物质中的原子失去轨道电子而形成正负电子对。

6. 激发： 入射带电粒子使物质原子的轨道电子获得的能量较小时，吸能使轨道电子从低能量级跃迁至高能量级。

7. 康普顿散射： 是指γ光子与外层电子发生弹性碰撞，将其部分能量传递给电子，使其脱离原子而运动，此电子称为康普顿电子，γ光子本身能量减少，改变其运动方向而射出。

8. 光电效应： X（γ）光子与物质原子的轨道电子发生相互作用，将其全部能量传递给轨道电子，使其脱离原子成为自由电子（光电子）的过程。

9. 电子对效应： 仅发生在入射X（γ）光子能量高于1.02 MeV时。当X（γ）光子从原子核旁经过时，在原子核库仑场的作用下形成一对正负电子。

10. 准直器： 由铅或钨合金等吸收物质制成，厚度足以吸收不同能量的γ光子。其主要作用是仅允许特定方向前进的γ光子和晶体发生作用，大多数γ光子被准直器阻挡。

11. 符合探测： 同时采集湮灭辐射产生的两个方向相反的511keV的光子，从而判定湮灭事件的二维空间，用于重建图像。

（二）填空题

1. α衰变　β^-衰变　β^+衰变　电子俘获　γ衰变

2. 质子　中子　正电子　β^+　左　一

3. 贝克(Bq)　居里(Ci)　毫居里(mCi)　微居里(μCi)

4. 光电效应　康普顿效应　电子对生成

5. 电离　激发　散射　韧致辐射　湮灭辐射

6. 正比　反比　增大

7. 放射性物理衰变　生物排出

8. 原子核库仑场　变慢　光子

9. 原子数　中子数　能量状态

10. 减4　减2

(三) 单项选择题

【A1型题】

1. A	2. C	3. D	4. B	5. B	6. C	7. C	8. B	9. D	10. D
11. A	12. B	13. B	14. D	15. A	16. D	17. C	18. D	19. C	20. B
21. D	22. A	23. B	24. D	25. B	26. C	27. C	28. A	29. B	30. B
31. C	32. D	33. D	34. D	35. A	36. D	37. C	38. A	39. A	40. D
41. B	42. B	43. D	44. D	45. A	46. D	47. C	48. B	49. A	50. A
51. A	52. A	53. C	54. C	55. B	56. B	57. D	58. A	59. B	60. C

【B型题】

61. C	62. E	63. B	64. D	65. A	66. D	67. A	68. E	69. C	70. B

(四) 简答题

1. 简述γ闪烁探测器的基本结构及工作原理。

γ闪烁探测器实际上是一种能量转换器,其作用是将探测到的射线能量转换成可以记录的电脉冲信号。主要部件由NaI(TI)晶体、光电倍增管和前置放大器组成。其基本原理是将射入闪烁晶体的γ光子转化为荧光光子,再通过光电倍增管将荧光光子转化为电脉冲,记录这些电脉冲数,即可得到γ光子的发射数量,即放射性强度。

2. 简述常见核衰变的类型。

当原子核内质子和中子的数目失去一定比例时,原子核就处于不稳定状态,将自发地发生变化,释放出一种或多种射线(如α、β、γ射线),这种现象称为核衰变(nuclear decay)。放射性核素的核衰变主要包括α衰变、β衰变(β^-衰变、β^+衰变、EC)与γ衰变。

3. 说明物理半衰期、生物半衰期、有效半衰期的概念以及它们之间的关系。

物理半衰期($T_{1/2}$)是放射性活度因衰变而减少至原来一半所需要的时间。生物半衰期(T_b)是指生物体内的放射性核素经由各种途径从体内排出一半所需要的时间。有效半衰期(T_{eff})是指生物体内的放射性核素由于从体内排出和物理衰变两个因素作用,减少至原有放射性活度的一半所需要的时间。对于放射性核素或其标记化合物进去体内进行功能显像或治疗时,有效半衰期决定了其在体内停留时间。

4. 射线与物质的相互作用有哪些?

电离和激发是某些探测器测量射线的物质基础,又是射线引起物理、化学变化及生物学效应的主要机制。散射作用对射线的测量和防护都有意义。临床常见的韧致辐射主要发生于β^-粒子与物质的相互作用,其发生概率与β^-粒子的能量及介质的原子序数成正比。

因此,防护β^-粒子的吸收体和屏蔽物应采用低密度材料,如有机玻璃、塑料、铝等。PET的显像基础就是利用符合电路对湮灭辐射事件发生两个方向互为相反的γ光子进行空间定位。康普顿散射效应直接影响核医学显像质量与定量分析的准确性。因此在显像条件设定与图像处理时,应调节能窗并加用特定散射处理程序减少康普顿散射效应的影响。

5. 简述SPECT/CT与PET/CT的质量控制。

SPECT质量控制: 均匀性的评价和校正、空间分辨率、平面源灵敏度、空间线性、最大计数率、多窗空间位置重合性、固有能量分辨率的测定、旋转中心漂移的测量和校正、显像系统的综合评价。CT的质量控制主要侧重于CT值准确性的检测上。SPECT/CT的质量控制是在完善的SPECT和CT质量控制的基础上,加上SPECT/CT融合的质量控制才得以实现的,关键在于两种图像的准确配准。

PET的质量控制: 主要有空间分辨率、散射、灵敏度、计数特性和随机符合、均匀性、散射校正精度等。测试需使用标准模型进行,所得结果根据使用模型的不同会有所差异。CT的质量控制包括: 水膜平均CT值测试、水膜CT值标准偏差测试、高对比度分辨率的测试、低对比度分辨率的测试、CT值的均匀性测试、检查床定位精确性的测试、定位线指示灯的精确性测试、扫描野范围内的CT值误差测试、噪声水平的测试。PET/CT质量控制: 为了确保PET和CT图像的质量和融合精确对准,容积对准质量控制是必须要执行的,目的是检查PET和CT重建图像的容积对准,计算和应用软件重新对准以获得良好对准。

(刘建军　黄　钢)

第二章　放射性药品

一、学习目标

1. 掌握　放射性药品的分类及其要求，核医学显像的基本原理和方法。

2. 熟悉　放射性药品的制备，放射性药品的质量控制及方法。

3. 了解　放射性核素的来源，核医学显像诊断效能评价。

二、重点和难点内容

（一）放射性药品的分类及其要求

1. 放射性药品的分类　根据放射性药品的不同用途，将其分为放射性诊断药品与放射性治疗药品两大类，依其使用方法的不同又可分为体内诊断、体内治疗和体外分析用放射性药品。体内诊断用放射性药品又可分为显像和非显像用放射性药品，显像用放射性药品还可分为单光子和正电子放射性药品。

2. 放射性药品的要求

（1）显像用放射性药品：也称为显像剂（imaging agent）。通过某种途径和方法引入体内后，可被核医学探测仪器在体外探测到，从而适用于显像和功能测定的一类放射性药品。此类放射性药品除必须符合药典要求外，根据显像的需要其发射核射线的能量、衰变方式、半衰期及生物学特性方面也有一定的要求。①射线能量：SPECT显像的γ光子能量以80~300keV为宜。而PET则可通过电子准直的符合探测技术探测正电子湮没辐射时发射出的能量为511keV的γ光子。②衰变方式：理想的用于SPECT显像的核素最好是单能、纯γ射线发射体，如^{99m}Tc。PET显像则为正电子衰变，通过湮灭辐射产生的一对方向相反的511MeV光子成像。③半衰期：有效半衰期应为检查时间的1.5倍左右。④生物学特性：显像剂应具有在靶组织中聚集快、血液中清除快，T/NT高的特性。通常平面显像要求比值在5∶1以上，断层显像要求在2∶1左右。

（2）治疗用放射性药品：放射性治疗药品是利用其发射射线的电离辐射生物效应而非药理作用达到治疗目的，与显像用放射性药品在核射线的能量、衰变方式、半衰期及生物学特性方面的要求不完全相同。①射线能量：射线能量越高越好，通常β^-射线最大能量在1MeV较理想。②衰变方式：目前主要使用的核素是β^-衰变方式，β^-射线组织射线短（数毫米），电离能力强。浓聚于病灶后能在局部产生较强的生物效应。伴有γ射线的β^-衰变核素因可通过显像探测药物在体内的分布，故伴有γ射线的β^-衰变核素为是较理想的用于放射性治疗的核素。③半衰期：有效半衰期不能太长，也不能太短，一般认为数小时至数天为宜。④生物学特性：T/NT越高越好。

（二）核医学显像的基本原理

核医学显像是利用放射性核素示踪技术在活体内实现正常和病变组织的显像是核医学显像的基本原理。核医学显像需要将放射性药品引入体内，由于其放射性核素与标记化合物的生物学行为同天然元素或其化合物一样，能够参与机体的正常或异常代谢过程，可选择性地聚集在特定的脏器、组织或病变部位，因此，借助核医学成像设备，可在体外探测到脏器与邻近组织或脏器内正常组织与病变组织间的放射性浓度差，并以一定的模式成像，获得可反映脏器和病变组织的形态、位置、大小、功能和代谢等状况的核医学影像。

因核医学显像的各靶组织处在不同的生理、病理和功能状态，故放射性药品在不同脏器、组织或病变部位中的聚集原理也不同，其主要机制有：细胞选择性摄取、化学吸附和离子交换、特异性结合、微血管栓塞、生物区通过和容积分布等。

PET显像剂的作用机制有代谢、血流灌注和特异结合（受体结合）。如^{13}N-NH_3·H_2O反映血液灌注情况；^{18}F-FDG反映葡萄糖代谢情况；^{11}C-MET反映氨基酸代谢情况；^{11}C-acetate反映脂肪酸代谢情况等；受体结合的显像剂有^{18}F-FDOPA（多巴）、^{18}F-Octreotide（奥曲肽）、^{11}C-FMZ（氟马西尼）等，其作用的机制为受体配体的特异性结合。

（三）放射性治疗药品的作用机制

治疗用放射性药品的作用机制主要有：①特异性摄取：利用脏器特异性摄取放射性药品，致脏器内浓聚放射性药品，其发射的射线对病灶细胞进行杀伤，如^{131}I治疗甲亢、甲状腺滤泡细胞癌，^{153}Sm-EDTMP、^{89}SrCl治疗骨转移肿瘤等。②特异性结合：利用抗原抗体、受体与配体的特异结合机制，用放射性核素标记相应抗体、配体制备的放射性药品可特异性地结合到富含相应抗原或受体的肿瘤细胞上，从而杀死肿瘤细胞，达到治疗的目的。③介入治疗：通过穿刺、插管、植入等介入方法将放射性药品引入病灶并滞留其中，从而对病灶处进行治疗。④敷贴治疗：将发射β射线的放射性核素根据体表病灶形状制成相应形状的密封源，紧贴在病灶表面进行照射。

（四）放射性药品的质量控制

放射性药品的质量检验主要有物理、化学和生物学检验三方面内容。①物理检验包括：药品性状（颜色、透明度、粒子等）、放射性核素鉴别、放射性核纯度、放射性活度等。②化学检验包括：pH值测定、放射性化学纯度和化学纯度等检验。③生物学检验包括：无菌（高压灭菌或过滤除菌）、无热原（细菌内毒素测定）、安全实验和体内分布实验等。

（五）核医学显像的类型

根据影像采集的状态、时间、方式、部位、显像剂对病变组织的亲和力等，可将核医学显像分为静态与动态显像、静息与负荷显像、阴性与阳性显像、早期与延迟显像等类型。

（六）如何保证核医学诊断结果的可靠

将核医学诊断结果与金标准对比可得到真阳性、假阳性、真阴性、假阴性四种结果，通过分析此四种结果可获得灵敏度和特异度、预测值、试然比、ROC曲线等检验效能指标。为保证核医学诊断结果的可靠性，还需对批内和批间的可靠性进行检验。

三、习题

（一）名词解释

1. 放射性药品
2. 放射性核素发生器
3. 同位素交换法
4. 放射性核纯度
5. 放射化学纯度
6. 核医学显像
7. 静息显像
8. 负荷显像
9. 阴性显像
10. 阳性显像
11. 单光子显像
12. 正电子显像
13. 放射免疫显像
14. 放射受体显像
15. 比移值
16. 放射性核素示踪技术
17. 靶/非靶比值
18. 灵敏度
19. 特异度
20. 显像剂

（二）填空题

1. 放射性药品是指用于临床诊断或治疗的________或其________。

2. 放射性药品是利用其发射的________或________来达到诊断和治疗的目的。

3. 放射性药品可以是________的放射性核素________，也可以是放射性核素与________组成的复杂的________。

4. 用于影像核医学的放射性药品大多数是由发射出________的放射性核素和________两部分组成，通常也称之为________或________。

5. 放射性药品按物理特性不同可分为________、________、________、________、________和________等放射性药品。

6. 放射性药品按来源不同可分为________（包括________）、________和放射性________产生的放射性药品。

7. 放射性药品按理化性质、剂型和用药途径的不同可分为________型、________型、________型、________型、________型、________型、________型等。

8. 临床核医学通常根据放射性药品的不同用途，将其分为放射性________与放射性________两大类。

9. 临床核医学常根据放射性药品使用方法的不同，又可分为________、________

和________用放射性药品,体内诊断用放射性药品又可分为________和________用放射性药品,显像用放射性药品还可分为________和________放射性药品。

10. 放射性药品必须符合药典要求,需对其进行________、________、________、________、________等检测。

11. 放射性药品除必须符合药典要求,还根据诊断需要对其发射的________、________和________等有特殊的要求。

12. 目前核医学显像中最常用的放射性核素是第________元素锝(Tc)的________^{99m}Tc,该核素属于________ⅦB族。

13. ^{99m}Tc依其优良的________和活泼的________,可标记多种脏器显像药品。

14. 由于正电子类核素显像剂在机体内的________和________反应与稳定性元素完全或几乎完全一样,故在研究人体组织细胞的________、________、________等诸方面均显示出独特的优势。

15. 放射性核素主要通过________、________和________生产获得。

16. 放射性核素在________称母体核素,衰变后的产物称________,倘若子体核素仍不稳定,将继续衰变产生孙核素,最终衰变为________,这一过程形成了放射性核素的________。

17. 核医学常用的放射性核素发生器有:________、________、________、________等发生器。

18. 放射性药品的主要制备方法有________、________、________等。

19. 放射性核纯度是指放射性药品中所要求的________占样品________的百分比。

20. 放射化学纯度是指放射性药品中所要求的________的放射性占________的百分比。

21. 化学纯度是指放射性药品中所需________的含量占所有________的百分比,

22. 放射性核素示踪实验是由________创立,其原理是基于示踪剂的________和________。

23. 依据研究对象的不同,放射性核素示踪技术可分为________和________示踪两大类。

24. 核素显像的主要机制有:________、________、________、________等。

25. 核医学显像的类型有:________、________、________、________、________、________显像。

26. 核素显像是细胞和分子水平影像技术,能对病变进行________、________和________诊断。

(三) 单项选择题

【A1型题】

1. 放射性药品是指
   A. 用于临床诊断或治疗的放射性核素制剂
   B. 用于临床治疗的放射性核素制剂
   C. 用于临床治疗的放射性核素制剂及其标记药品
   D. 用于临床诊断或治疗的放射性核素制剂或其标记药品

E. 用于临床诊断的放射性核素制剂

2. 放射性药品属特殊药品，因为它

A. 是获得国家药品监管部门批准的放射性药物

B. 有放射性并有明显的药理作用，可达到调节人体生理功能之功效

C. 放射性可以对许多疾病具有特殊的诊断和治疗作用

D. 是含有放射性核素并可利用其发射出的放射线粒子对疾病进行诊断和治疗的药品

E. 药品贮存比较特殊

3. 放射性药品可分为长半衰期、短半衰期、超短半衰期、单光子、正电子和β^-粒子等放射性药品，此种分类是

A. 按放射性核素的来源不同

B. 按放射性药品的理化性质不同

C. 按放射性药品的剂型和用药途径的不同

D. 按放射性核素的物理特性（半衰期、辐射类型）的不同

E. 按放射性药品的用途不同

4. 放射性药品可分为放射性诊断药品与放射性治疗药品两大类，分类依据是

A. 根据放射性药品的不同用途

B. 根据放射性药品的理化性质

C. 根据放射性药品有无显像作用

D. 根据放射性药品的核物理特性

E. 根据放射性药品的剂型

5. 核医学显像用放射性药品多采用发射γ光子的核素及其标记物，且γ光子的能量适宜范围是

A. 80~300keV　　B. 60~100keV　　C. 100~300keV

D. 80~511keV　　E. 30~100keV

6. ^{99m}Tc的化学价为−1~+7，最稳定的氧化态是

A. +4~+7　　B. +2~+6　　C. −1~+5

D. −1~+7　　E. +3~+6

7. ^{99m}Tc是纯γ光子发射体，其能量与半衰期为

A. 130keV，6.02小时　　B. 140keV，8.02小时　　C. 140keV，6.02小时

D. 150keV，6.02小时　　E. 130keV，8.02小时

8. 下述正电子放射性药品的半衰期正确的是

A. ^{11}C（$T_{1/2}$ 20分钟）、^{13}N、（$T_{1/2}$ 16分钟）、^{15}O（$T_{1/2}$ 132秒）和^{18}F（$T_{1/2}$ 110分钟）

B. ^{11}C（$T_{1/2}$ 10分钟）、^{13}N、（$T_{1/2}$ 20分钟）、^{15}O（$T_{1/2}$ 132秒）和^{18}F（$T_{1/2}$ 109分钟）

C. ^{11}C（$T_{1/2}$ 20分钟）、^{13}N、（$T_{1/2}$ 10分钟）、^{15}O（$T_{1/2}$ 122秒）和^{18}F（$T_{1/2}$ 109分钟）

D. ^{11}C（$T_{1/2}$ 20分钟）、^{13}N、（$T_{1/2}$ 20分钟）、^{15}O（$T_{1/2}$ 122秒）和^{18}F（$T_{1/2}$ 110分钟）

E. ^{11}C（$T_{1/2}$ 10分钟）、^{13}N、（$T_{1/2}$ 10分钟）、^{15}O（$T_{1/2}$ 122秒）和^{18}F（$T_{1/2}$ 109分钟）

9. 目前常用的正电子放射性药品产生大多是通过

A. 核反应堆　　B. 正电子放射性核素发生器

C. 医用回旋加速器　　D. 医用直线加速器
E. 放射性核素发生器

10. 正确的“放射性核素发生器”的英文书写是

A. nuclear reactor　　B. radionuclide generator　　C. nuclear fission
D. cyclotron　　E. chemosynthesis

11. 目前临床应用最为广泛的正电子放射性药品氟[^{18}F]脱氧葡萄糖(^{18}F-FDG)的英文书写是

A. ^{18}F-fluoroedoxylgcose　　B. ^{18}F-fluorodeoxyglucose　　C. ^{18}F-flourodeoxyglcose
D. ^{18}F-fluorodeoxylgcose　　E. ^{18}F-florodeoxylgcose

12. 对核医学诊断和治疗有意义的裂变核素有

A. ^{89}Sr、^{99m}Tc、^{131}I和^{137}Xe等　　B. ^{90}Sr、^{99}Mo、^{131}I和^{133}Xe等　　C. ^{90}Sr、^{99m}Tc、^{123}I和^{133}Xe等
D. ^{89}Sr、^{99}Mo、^{125}I和^{133}Xe等　　E. ^{89}Sr、^{99m}Mo、^{131}I和^{137}Xe等

13. 放射性药品的制备常用的主要方法有

A. 化学合成法、生物合成法、同位素交换法、热原子反冲标记法
B. 加速离子标记法、化学合成法、生物合成法、同位素交换法
C. 辐射合成法、生物合成法、同位素交换法、络合反应法
D. 化学合成法、生物合成法、同位素交换法、络合反应法
E. 加速离子标记法、化学合成法、生物合成法、络合反应法

14. 同位素交换法是

A. 是将中心原子与一定数目的负离子直接结合，组成复杂离子的方法
B. 是利用生物活性酶作用，将放射性核素转运到所需的化合物分子上的技术
C. 加入双功能螯合剂后生成复杂的“核素-螯合剂-被标记物”形式的螯化物的技术
D. 标记化合物分子上的一个或几个原子被不同质量数的同种原子所置换的标记方法
E. 是利用动物、植物、微生物的代谢或生物活性酶作用，将放射性核素转运到所需的化合物分子上的技术

15. 正电子放射性药品大多为超短半衰期^{11}C、^{13}N、^{15}O、^{18}F等，因此完成其制备时间应控制在

A. 4个半衰期之内　　B. 2个半衰期之内　　C. 1个半衰期之内
D. 3个半衰期之内　　E. 5个半衰期之内

16. 常用于^{18}F制备的方法有

A. 亲核氟代标记法和亲电氟代标记法　　B. 热原子反冲标记法和亲核氟代标记法
C. 加速离子标记法和亲电氟代标记法　　D. 辐射合成法和亲核氟代标记法
E. 快速化学合成法和酶促合成法制备法

17. 利用核反应产生的高动能反冲热原子与被标记化合物结合的方法称为

A. 热原子反冲标记法　　B. 加速离子标记法　　C. 辐射合成法
D. 同位素交换法　　E. 酶促合成法制备法

18. 放射性药品质量检验的物理化学检验项目主要包括

A. 药品性状、放射性核纯度、放射性活度、pH测定、放射性化学纯度和化学纯度等检验

B. 药品剂型、放射性纯度、放射性浓度、化学毒性鉴定、放射化学纯度和化学纯度等检验

C. 药品剂型、有效半衰期、物理半衰期、放射性活度、pH测定、放射性化学纯度和化学纯度等检验

D. 药品性状、放射性核纯度、生物半衰期、放射性活度、pH测定、放射性化学纯度和化学纯度等检验

E. 药品性状、有效半衰期、生物半衰期、放射性活度、pH测定、放射性化学纯度和化学纯度等检验

19. 放射性药品的生物学检验主要包括

A. 细菌和细菌外毒素测定、安全实验和聚合反应实验等

B. 细菌和细菌内毒素测定、安全实验和体内分布实验等

C. 胶体颗粒数量和颗粒解离度测定、安全实验和体内代谢实验等

D. 化学毒性和细菌内毒素测定、安全实验和体内分布实验等

E. pH测定、放射性化学纯度和化学纯度等检验

20. 制备体外放射分析的放射性试剂最常用的放射性核素是

A. ^{99m}Tc　　B. ^{131}I　　C. ^{18}F

D. ^{125}I　　E. ^{11}C

21. 放射性药品的使用原则

A. 正当性判断、放射性药品的选择、保护性措施、放射性活度和用药剂量的确定、特殊人群的处理

B. 正当性判断、放射性药品的选择、保护性措施、内照射剂量和用药剂量的确定、特殊人群的处理

C. 正当性判断、放射性类型的选择、保护性措施、内照射剂量和用药剂量的确定、特殊人群的处理

D. 正当性判断、放射线类型的选择、保护性措施、外照射剂量和用药剂型的确定、特殊人群的处理

E. 正当性判断、放射性药品的选择、保护性措施、外照射剂量和用药剂型的确定、特殊人群的处理

22. 核医学显像的基本原理是

A. 将放射性药品引入体内进行的显像

B. 采用放射线探测技术实现的正常和病变组织的显像

C. 利用放射性核素示踪技术在活体内实现正常和病变组织的显像

D. 应用放射性药物获得病变组织的显像

E. 通过高LET射线的电离辐射生物效应对病灶细胞进行杀伤

23. 因核医学显像的各靶组织处在不同的生理、病理和功能状态，故放射性药品在不同脏器、组织或病变部位中的聚集原理也不同，其主要机制有

A. 生物酶的催化作用、化学反应和分子交换、同位素交换、微血管栓塞、生物区通过和积存分布

B. 体内各种激素的活性作用、化学吸附和离子交换、非特异性结合、微血管栓塞、

生物区通过和积存分布

C. 细胞选择性摄取、化学吸附和离子交换、特异性结合、微血管栓塞、生物区通过和积存分布

D. 细胞选择性摄取、化学反应和同位素交换、特异性结合、微血管栓塞、生物区通过和积存分布

E. 体内各种激素的活性作用、化学反应和离子交换、特异性结合、微血管栓塞、生物区通过和积存分布

24. 核医学显像机制中“细胞选择性摄取”的主要物质^{131}I-RBC、^{99m}Tc-IDA、^{99m}Tc-ASC、^{131}I-OIH属于

A. 特需物质　B. 特价物质　C. 代谢产物和异物
D. 放射性胶体　E. 结合物质

25. 放射性药品作用的机制主要有

A. 特异性摄取、特异性结合、介入治疗、敷贴治疗
B. 特异性摄取、选择性摄取、选择性通过、化学吸附
C. 选择性摄取、介入治疗、敷贴治疗、吸收代谢
D. 介入治疗、敷贴治疗、特异性摄取、组织分布
E. 选择性摄取、介入治疗、敷贴治疗、组织分布

26. 不属于体内示踪的应用是

A. 核医学显像　B. 放射性核素治疗　C. 放射免疫分析
D. 放射性肾图　E. 放射性核素心血管造影

27. 放射受体显像的英文拼写是

A. radionuclide imaging　B. radioautography　C. radioimmunoimaging
D. radioreceptor imaging　E. radionuclide cardiac angiography

28. 静脉注射颗粒型放射性药品，可随血流进入肺毛细血管床，并暂时性栓塞在肺部，而使肺显影。静脉注射颗粒型放射性药品的直径是

A. ＞7μm　B. ＞17μm　C. ＞10μm
D. ＞5μm　E. ＞3μm

29. ^{99m}Tc-RBC随血流从动脉进入相应脏器的血管床，可获得相应脏器的动脉灌注影像，这种显像方法是

A. 血池显像　B. 血流显像　C. 放射性核素心血管造影
D. 血细胞显像　E. 通气显像

30. 连续采集显像剂在体内随血流运行、被脏器组织不断摄取和排泄的过程、放射性活度随时间变化等状况的显像称为

A. 动态显像　B. 负荷显像　C. 延迟显像
D. 静态显像　E. 静息显像

31. 延迟显像通常是指将显像剂引入体内一定时间以后进行的显像。这段时间是

A. 1小时　B. 2小时　C. 3小时
D. 4小时　E. 5小时

32. 正电子显像是指采用发射正电子核素标记的显像剂，用PET、符合线路SPECT或

带有超高能准直器的SPECT进行的显像。正电子核素包括
A. ^{18}F、^{111}In、^{123}I、^{201}Tl　B. ^{11}C、^{13}N、^{15}O、^{18}F　C. ^{11}C、^{15}N、^{16}O、^{18}F
D. ^{99}Mo、^{88}Rb、^{66}Cu、^{67}Ga　E. ^{18}F、^{111}In、^{131}I、^{201}Tl

33. 核医学显像心肌显像时，为了清晰地显示左、右心室，进行显像的体位是
A. 左右侧位　B. 左前斜位45°　C. 左前斜位55°
D. 左前斜位65°　E. 右前斜位55°

34. 探测不同能量的γ射线应选用的准直器是
A. 高灵敏度　B. 高分辨率　C. 相应性能
D. 针孔型　E. 低能高分辨型

35. 甲状腺显像主要采用的准直器是
A. 高灵敏度平行孔型准直器　B. 高分辨率发散型准直器
C. 高能针孔型准直器　D. 高能平行孔型准直器
E. 低能高分辨型准直器

36. 放射性药品进入靶组织和达到最佳靶/非靶比值的时间主要影响因素是
A. 用药途径　B. 靶组织的功能状态
C. 药物在体内的生化过程和代谢速率　D. 药品的吸收能力
E. 显像剂的生物学特性

37. 保证核医学显像有效性和安全性的关键是
A. 选择能缓慢进入组织器官的显像药品
B. 选择非靶/靶比值高的显像药品
C. 选择γ射线能量高且在组织滞留时间长的显像药品
D. 选择优良性能的显像药品
E. 选择在靶组织中聚集快的显像剂

38. 一般而言，核医学显像应选择的显像药品是
A. 快速进入靶器官、非靶/靶比值高、合适的靶组织滞留时间、高能量的γ射线、放射性浓度低
B. 缓慢进入靶器官、靶/非靶比值高、较长的靶组织滞留时间、适宜的γ射线能量、放射性浓度高
C. 快速进入靶器官、非靶/靶比值高、稳定的靶组织滞留时间、高能量的γ射线、放射性浓度低
D. 快速进入靶器官、靶/非靶比值高、合适而稳定的靶组织滞留时间、适宜的γ射线能量、放射性浓度高
E. 快速进入靶器官、靶/非靶比值高、较长的靶组织滞留时间、适宜的γ射线能量、放射性浓度高

39. 为保证核医学显像设备的最佳工作状态，应对设备进行定期校正，包括
A. 稳定性、均匀性、灵敏度、移动中心以及分辨率等
B. 线性、探测效率、饱和度、旋转中心以及分辨率等
C. 一致性、均匀性、灵敏度、移动中心以及分辨率等
D. 线性、均匀性、灵敏度、旋转中心以及分辨率等

E. 线性、探测效率、灵敏度、旋转中心以及分辨率等

40. 核医学显像具有图像信息多元化的特点，被称之为核医学分子影像，是因为
A. 集脏器解剖、形态、功能、代谢等信息为一体的功能代谢性影像
B. 集组织结构、形态、解剖、功能等信息为一体的功能代谢性影像
C. 集形态解剖、组织质地以及功能等信息为一体的功能代谢性影像
D. 集脏器解剖、形态、功能及病理变化等信息为一体的功能代谢性影像
E. 集脏器解剖、形态、功能等信息为一体的功能代谢性影像

41. 核医学显像的许多方法能对靶组织进行定位、定性、定量分析，包括
A. RII、RRI以及双核素显像 B. RIA、RRI以及静态显像
C. RIA、RRA以及双核素显像 D. RII、RRI以及动态显像
E. RIA、RRI以及动态显像

42. 核医学显像诊断效能常用的分析指标有
A. 灵敏度和特异度、似然比、ROC曲线、预测值
B. 灵敏度、特异性、真阳性率、假阳性率
C. 真阴性率、假阴性率、似然比、ROC曲线
D. 矩阵特征值、单层数值特征曲线、高斯定理
E. 真阴性率、假阴性率、似然比、预测值

43. 可用ROC曲线分析的资料有
A. 阶段性变量资料、同级资料、定性资料等
B. 连续变量资料、等级资料、定性资料等
C. 连续等量资料、同级资料、定量资料等
D. 阶段性变量资料、等级资料、定量资料等
E. 阶段性变量资料、同级资料、定量资料等

44. ROC曲线诊断价值越大，越准确，曲线越凸向
A. 右上角 B. 右下角 C. 左上角
D. 左下角 E. 中间

45. 用于肺灌注显像的^{99m}Tc-MAA颗粒直径不可
A. ≥100μm B. ≥150μm C. ≤150μm
D. ≤100μm E. ≥90μm

46. 核医学显像诊断结果的可靠性是指诊断结果的制订者即图像观察者在重复观察图像后，给出
A. 不同的诊断结论的比率 B. 相同的图像分析意见的比率
C. 相同的正确结论的比率 D. 不同的图像分析意见的比率
E. 相同的诊断结论的比率

47. 常用于可靠性评价的检验方法主要有两种，即
A. 批内解释的可靠性、批内解释的一致性
B. 批间解释的可靠性、批间解释的一致性
C. 批内解释的可靠性、批间解释的可靠性
D. 批内解释的一致性、批内解释的重复性

E. 批内解释的可靠性、批间解释的一致性

48. 回旋加速器中，用于加速离子的装置是

A. 磁场系统　B. 射频系统　C. 真空系统

D. 靶系统　E. 冷却系统

49. 用DTPA作螯合剂时，可作为^{111}In配体的有

A. 石炭酸盐、乙酸盐、8-羟基喹啉　B. 酒石酸盐、丙酸盐、8-羟基喹啉

C. 酒石酸盐、乙酸盐、8-羧基喹啉　D. 酒石酸盐、乙酸盐、8-羟基喹啉

E. 石炭酸盐、丙酸盐、8-羟基喹啉

50. 放射性药品制备中的“生物合成法”是指

A. 借助有机合成和化学工程相结合作用，将放射性核素转运到所需的化合物分子上的技术

B. 通过中心原子与一定数目的负离子或中性分子直接结合，将放射性核素转运到所需的化合物分子上的技术

C. 标记化合物分子上的一个或几个原子被不同质量数的同种原子所置换的标记方法

D. 利用动物、植物、微生物的代谢或生物活性酶作用，将放射性核素转运到所需的化合物分子上的技术

E. 利用核反应过程中产生的高动能反冲热原子与被标记化合物结合的方法

51. 阴性显像是

A. 以正常组织对特定显像剂摄取减低为异常指标

B. 以正常组织对特定显像剂摄取增高为异常指标

C. 以病变组织对特定显像剂摄取增高为异常指标

D. 以病变组织对特定显像剂摄取减低为异常指标

E. 以病变组织对特定显像剂摄取减低为正常指标

52. 阳性显像是

A. 以病变组织对特定显像剂摄取增高为异常指标

B. 以正常组织对特定显像剂摄取增高为异常指标

C. 以正常组织对特定显像剂摄取减低为异常指标

D. 以病变组织对特定显像剂摄取减低为异常指标

E. 以病变组织对特定显像剂摄取增高为正常指标

53. 早期显像通常指将显像剂引入体内一段时间以内进行的显像，其影像主要反映组织的血流灌注和早期功能状况。这段时间是

A. 2小时　B. 0.5小时　C. 1小时

D. 3小时　E. 4小时

54. 放射性药品可以是简单的放射性核素无机化合物，如

A. ^{99m}Tc O_4^-、Na^{131}I、^{201}TlCl、^{89}SrCl等

B. ^{131}I、^{201}Tl、^{89}Sr、^{99m}Tc等

C. ^{99m}Tc-MDP、^{14}C-UBT、^{99m}Tc-MIBI、^{18}F-FDG等

D. ^{153}Sm、^{188}Re、^{117}Sn^{m}、^{117}Lu等

E. ^{125}I、^{201}Tl、^{89}Sr、^{99m}Tc等

55. 放射性药品也可是放射性核素与特定物质组成的复杂的有机化合物,如

A. Na^{131}I、^{201}TlCl、^{89}SrCl等

B. ^{99m}Tc-HMPAO、^{131}I-MIBG、^{99m}Tc-MIBI、^{18}F-FDG等

C. ^{131}I、^{201}Tl、^{89}Sr、^{99m}Tc等

D. ^{99}Mo-^{99m}Tc、^{188}W-^{188}Re、^{82}Sr-^{82}Rb、^{81}Rb-^{81}Kr^{m}等

E. ^{125}I、^{201}Tl、^{89}Sr、^{99m}Tc等

56. 下述是回旋加速器生产的医学中常用的放射性核素的是

A. ^{15}S、^{188}Re、^{117}Sn^{m}、^{117}Lu、^{111}In、^{201}Tl、^{89}Sr等

B. ^{11}C、^{13}N、^{15}O、^{18}F、^{67}Ga、^{111}In、^{123}I、^{201}Tl等

C. ^{153}Sm、^{188}Re、^{117}Sn^{m}、^{117}Lu、^{131}I、^{201}Tl、^{89}Sr等

D. ^{11}C、^{12}N、^{15}O、^{18}F、^{68}Ga、^{111}In、^{125}I、^{201}Tl等

E. ^{153}Sm、^{188}Re、^{117}Sn^{m}、^{117}Lu、^{125}I、^{201}Tl、^{89}Sr等

57. 核医学图像批内解释可靠性检验的具体方法是将图像随机交给参加这一检查的不同观察者进行观察并作出解释,观察者应在不了解病人情况的条件下独立观察。这批图像是

A. 集中一批不同异常程度的典型图像

B. 集中一批正常和不同异常程度的图像

C. 随机抽取较大数量的异常图像

D. 随机抽取较大数量的正常和异常图像

E. 随机抽取较小数量的正常和异常图像

58. 批间解释的可靠性检验的具体方法是:由观察者得出的结论与间隔一定时间复习该批图像后得出的结论其相同的比率。这里的观察者是指

A. 多位观察者观察一批图像后,并作出解释

B. 不同观察者独立观察一批图像后

C. 同一观察者独立观察一批图像后

D. 不同观察者集体观察一批图像后,并作出解释

E. 同一观察者集体观察一批图像后

59. 下述显像剂属于受体显像剂的是

A. ^{18}F-Cyclofoxy　　B. ^{11}C-MQNB　　C. ^{18}F-MHMZ

D. ^{18}F-FDG　　E. ^{18}F-NaF

60. 目前研究中的肾上腺皮质显像剂是

A. ^{123}I-IMPY、^{18}F-FDDNP

B. ^{99m}TcN(BZDTC)、^{99m}Tc-MPBDA

C. ^{18}F/^{11}C-11b羟化酶抑制剂

D. ^{99m}Tc-N(PNP5)(DMCHDTC)、^{99m}Tc-duramycin

E. ^{11}C-MQNB

(四)简答题

1. 简述核医学成像较其他影像手段具有优势的根本所在。

2. 放射性药品可分为哪些类型?

3. 放射性药品的化学类型有哪些?(举例说明)

4. 简述放射性药品的定义及用途。

5. 简述放射性药品的制备方法。

6. 简述放射性核素示踪技术的原理及应用。

7. 试述核医学显像的特点。

8. 简述核医学显像的基本方法。

9. 简述显像剂的要求。

10. 简述放射性核素^{99m}Tc的性质。

11. 简述放射性治疗药品的要求。

12. 简述核医学显像的原理。

13. 简述放射性药物的质量检验内容。

四、参考答案

(一) 名词解释

1. 放射性药品: 放射性药品是指用于临床诊断或者治疗的放射性核素制剂或其标记药品。放射性药品与放射性药物有其不同的含义,在我国,获得国家药品监管部门批准的放射性药物称为放射性药品。

2. 放射性核素发生器: 放射性核素在衰变前称母体核素,衰变后的产物称子体核素,倘若子体核素仍不稳定,将继续衰变产生孙核素,最终衰变为稳定性核素,这一过程形成了放射性核素的母子体系。利用放射性核素的母子体系,从长半衰期母体核素中分离出短半衰期子体核素的装置称为放射性核素发生器,临床上亦称"母牛"(cow)。

3. 同位素交换法: 同位素交换法是标记化合物分子上的一个或几个原子被不同质量数的同种原子所置换的标记方法。

4. 放射性核纯度: 放射性核纯度是指放射性药品中所要求的放射性核素其活度占样品放射性总活度的百分比。它是反映放射性药品中是否含有或有多少放射性核杂质的重要指标。

5. 放射化学纯度: 放射化学纯度是指放射性药品中所要求的化学形式的放射性占总放射性的百分比。它是反映放射性化学杂质含量的重要指标。放射化学杂质的存在可影响药物的体内分布和代谢,从而影响检查结果。

6. 核医学显像: 是指将放射性药品引入机体内,以脏器内外或脏器内正常组织与病变组织间的放射性浓度差为基础,通过放射性探测成像设备实现的以反映脏器、组织、病变功能和代谢状态为主体的显像方法。

7. 静息显像: 是反映病人处于基础状态下心脏对显像剂的摄取和分布情况的显像。它常与负荷显像匹配使用。

8. 负荷显像: 负荷显像也即运动显像,是在运动或药物介入状态下采集靶器官显像剂分布信息的显像,亦称介入显像。负荷显像主要用于心脏储备功能的检查,能探测到静息显像时不易发现的病变。

9. 阴性显像: 是以病变组织对特定显像剂摄取减低为异常指标的显像方法。功能正常的脏器组织能选择性摄取特定的显像剂而显影，而病变组织因失去正常功能故不能摄取显像剂或摄取明显减少，而表现为显像剂分布缺损或减低的影像，故又称“冷区”显像。

10. 阳性显像: 是以病变组织对特定显像剂摄取增高为异常指标的显像方法。由于病变区域的显像剂分布明显高于正常脏器组织故又称“热区”显像。

11. 单光子显像: 单光子显像是指采用发射单光子核素（如^{99m}Tc）标记的显像剂，用探测单光子的显像仪器（如γ照相机、SPECT）进行的显像。

12. 正电子显像: 正电子显像是指采用发射正电子核素（如^{18}F）标记的显像剂，用PET、符合线路SPECT或带有超高能准直器的SPECT进行的显像。

13. 放射免疫显像: 以放射性核素标记单克隆抗体作为显像剂，引入机体后可与相应的抗原形成特异性结合物，使含有该抗原的病变显像。临床多用于恶性肿瘤的定位诊断，也称导向显像。

14. 放射受体显像: 利用受体与配体特异性结合机制的显像称为放射受体显像。如对抑郁症病人可行多巴胺D_2受体显像。

15. 比移值: 层析时，各组分移动的距离与展开剂移动距离的比值。

16. 放射性核素示踪技术: 以放射性核素或其标记化合为示踪剂，应用射线探测技术探测其发射的射线，来研究示踪剂分布及变化规律的技术。

17. 靶/非靶比值: 显像剂在靶组织中的放射性活度与相邻组织的非靶组织的放射性活度比。

18. 灵敏度: 即真阳性率，表示所有受检病人中阳性结果的比例。

19. 特异度: 即真阴性率，表示所有受检健康人中阴性结果的比例。

20. 显像剂: 指可通过某种途径和方法引入体内后，可被核医学探测仪器在体外探测到，从而适用于显像和功能测定的一类放射性药品。

（二）填空题

1. 放射性核素制剂　标记药品
2. 射线　粒子
3. 简单　无机化合物　特定物质　有机化合物
4. γ射线　配体　显像剂　示踪剂
5. 长半衰期　短半衰期　超短半衰期　单光子　正电子　β^-粒子
6. 核反应堆　裂变　加速器　核素发生器
7. 离子　胶体　络合物　注射剂　口服溶液　胶囊剂　气雾剂
8. 诊断药品　治疗药品
9. 体内诊断　体内治疗　体外分析　显像　非显像　单光子　正电子
10. 化学性质　生物学分布　无菌　无热原　无毒性
11. 核射线种类　能量　$T_{1/2}$
12. 43号　同位素　第五周期
13. 核物理性能　化学性质
14. 代谢　生化　生理　生化　代谢　受体
15. 核反应堆　核裂变产物　放射性核素发生器　回旋加速器

16. 衰变前 子体核素 稳定性核素 母子体系

17. ^{99}Mo-^{99m}Tc ^{188}W-^{188}Re ^{82}Sr-^{82}Rb ^{81}Rb-^{81m}Kr

18. 化学合成法 生物合成法 同位素交换法 络合反应法

19. 放射性核素活度 放射性总活度

20. 化学形式 总放射性

21. 化学形态 化学形态总量

22. Hevesy 同一性 可测性

23. 体内示踪 体外示踪

24. 细胞选择性摄取 化学吸附和离子交换 特异性结合 微血管栓塞 生物区通过和积存分布

25. 静态与动态 平面与断层 局部与全身 静息与负荷 阴性与阳性 早期与延迟 单光子与正电子

26. 定位 定性 定量 定期

（三）单项选择题

【A1型题】

1. D 2. D 3. D 4. A 5. A 6. A 7. C 8. C 9. C 10. B
11. B 12. B 13. D 14. D 15. D 16. A 17. A 18. A 19. B 20. D
21. B 22. C 23. C 24. C 25. A 26. C 27. D 28. A 29. A 30. A
31. B 32. B 33. B 34. C 35. C 36. C 37. D 38. D 39. D 40. A
41. A 42. A 43. B 44. C 45. B 46. C 47. C 48. A 49. D 50. D
51. D 52. A 53. A 54. A 55. B 56. B 57. B 58. C 59. C 60. C

（四）简答题

1. 简述核医学成像较其他影像手段具有优势的根本所在。

核医学成像通过选择具有不同示踪机制的放射性元素或其标记化合物，可分别反映机体组织与器官的血流、功能、代谢等生理及病理生理过程，这是核医学成像较其他影像手段具有优势的根本所在。

2. 放射性药品可分为哪些类型？

放射性药品按放射性核素的物理特性（半衰期、辐射类型）的不同可分为长半衰期、短半衰期、超短半衰期、单光子、正电子和β^-粒子等放射性药品；按放射性核素的来源不同可分为核反应堆（包括裂变）、加速器和放射性核素发生器产生的放射性药品；按放射性药品的理化性质、剂型和用药途径的不同可分为离子型、胶体型、络合物型、注射剂型、口服溶液型、胶囊剂型、气雾剂型等。

3. 放射性药品的化学类型有哪些？（举例说明）

放射性药品可以是简单的放射性核素无机化合物（如$Na^{131}I$、$^{201}TlCl$、$^{89}SrCl$）等；也可以是放射性核素与特定物质组成的复杂的有机化合物，如常用于骨显像的^{99m}Tc-MDP、用于心肌灌注显像的^{99m}Tc-MIBI等。

4. 简述放射性药品的定义及用途。

放射性药品是指用于临床诊断或者治疗的放射性核素制剂或其标记药品。放射性药品与放射性药物含义不同，在我国，获得国家药品监管部门批准的放射性药物称为放射性药品。

临床核医学通常根据放射性药品的不同用途，将其分为放射性诊断药品与放射性治疗药品两大类，依其使用方法的不同又可分为体内诊断、体内治疗和体外分析用放射性药品；体内诊断用放射性药品又可分为显像和非显像用放射性药品；此外，核医学治疗也有少量的体外治疗用放射性药品，如^{32}P、^{90}Sr等用于某些浅表病变的敷贴治疗。

5. 简述放射性药品的制备方法。

（1）化学合成法：借助有机合成和化学工程相结合的技术。可分为取代法、加成法、逐步合成法等。

（2）生物合成法：利用动物、植物、微生物的代谢或生物活性酶作用，将放射性核素转运到所需的化合物分子上的技术。

（3）同位素交换法：标记化合物分子上的一个或几个原子被不同质量数的同种原子所置换的标记方法。其反应通式如下：$AX+BX^{*} \rightleftharpoons AX^{*}+BX$。同位素交换法包括气相曝射交换法、液相催化交换法等。

（4）络合反应法：将中心原子（或离子）与一定数目的负离子或中性分子直接结合，组成复杂的离子或分子络合物的方法。

（5）正电子放射性药品的制备方法：因正电子放射性核素半衰期短，故制备基本全部在计算机控制的具有严密防护的自动合成装置和特制的化学合成模块中进行。^{68}Ga、^{82}Rb、^{62}Cu等正电子放射性药品的制备与^{99m}Tc放射性药品相似，多采用配套的配体药盒。

（6）其他制备方法：除上述常用制备方法外，还有如热原子反冲标记法、加速离子标记法、辐射合成法等，但应用较少。

6. 简述放射性核素示踪技术的原理及应用。

（1）定义：放射性核素示踪技术以放射性核素或其标记化合为示踪剂，应用射线探测技术探测其发射的射线，来研究示踪剂分布及变化规律的技术。

（2）原理：是基于放射性示踪剂与被研究物质具有相同的化学性质和生物学特性，即同一性，可以用示踪剂来指示被研究物质的生物行为。且示踪剂上的放射性核素衰变发出射线可被射线探测仪器探测和记录，即可测性，从而可通过示踪剂进行精确的定性、定量、定位研究。

（3）应用：核医学的各种应用均基于放射性核素示踪技术。当将示踪剂引入体内，通过体外观察或取标本测量以了解示踪物在机体内的运动规律，来多用于研究物质吸收、分布、转运及排泄过程。如核医学显像、功能测定、放射性核素治疗等。如果以离体的组织、细胞、体液等为研究对象。定量测定蛋白质、核酸、细胞因子、酶、受体等生物活性物质的含量；或者研究其转化规律和某些精细结构的研究。

7. 试述核医学显像的特点。

（1）图像信息多元化：现代核医学显像是一种集脏器解剖、形态、功能、代谢等信息为一体的功能代谢性影像。既可观察到靶器官的形态、位置、大小和放射性的分布状况，又可通过ROI技术计算显像剂在靶器官的分布，获取反映脏器血流、功能和代谢状况的参数。故核医学显像具有图像信息多元化的特点。

（2）早期诊断价值：由于核医学显像为功能代谢性影像，故在靶器官仅发生功能异常改变阶段就能反映出来，实践证明，核医学显像对某些疾病的检查有较高的灵敏度，对疾病的早期诊断具有重要价值。

（3）定位、定性、定量和定期诊断：核医学显像的许多方法如RII、RRI、正电子代谢显像以及双核素显像等技术，能对靶组织进行定位、定性、定量分析，对某些恶性疾病的分期具有一定的临床价值。

（4）细胞和分子水平显像：核医学显像诊断已进入细胞和分子水平，在活体内以特定分子或生物大分子为靶目标的分子成像技术，即分子影像学的研究中占有极其重要的地位。

（5）无创性检查方法：单次核医学显像检查对病人的辐照剂量低于X线检查。尤其是短半衰期核素和超短半衰期核素的开发应用后，对孕妇、幼儿已不作为禁忌对象。此外，放射性药品的化学量极微，故无过敏反应和药物毒性反应。核医学显像除极少的特殊造影外无须动脉穿刺或插管。故核医学影像检查是一种无痛苦、无毒副作用的无创性检查方法。

8. 简述核医学显像的基本方法。

核医学显像的基本方法主要包括：显像药品、显像时间、显像体位、准直器和设备工作条件的选择，以及病人检查前的准备等内容。

（1）病人检查前的准备：病人在许多核医学显像前的准备项目是排除干扰因素，获得满意的检查结果以及保护病人免遭额外辐射所必须采取的措施。

（2）显像药品的选择：应选择能快速进入靶器官、靶/非靶比值高、合适而稳定的靶组织滞留时间、适宜的γ射线能量、放射性浓度高的显像药品。

（3）显像时间的选择：根据药物在体内的转归特点和不同的应用目的，选择最佳的显像时间是获得优质影像的重要条件。对于了解靶组织功能状况的动态显像，最佳显像时间的选择尤为重要。

（4）显像体位的选择：核医学显像有多种体位，针对不同部位脏器和不同的显像目的，选择正确的体位对图像的质量非常重要。

（5）准直器和设备工作条件的选择：探测不同能量的γ射线应选用相应性能的准直器。另外，根据显像器官和组织的深浅、大小和厚度和显像的目的，选择高灵敏度或高分辨率准直器。

9. 简述显像剂的要求。

显像剂除了必须符合药典要求，如化学性质、生物学分布、无菌、无热原、无毒性等。此外根据显像的需要其发射核射线的能量、衰变方式、半衰期及生物学特性方面也有一定的要求。

（1）射线能量：SPECT显像的γ光子能量以80~300keV为宜。能量过低射线穿透组织时衰减明显，能量过高不利于防护。

（2）衰变方式：理想的用于SPECT显像的核素最好是纯单能、纯γ射线发射体。

（3）半衰期：放射性核素物理半衰期应能保证药物的制备、给药和检查。半衰期过长增加了受检者的辐射剂量，也不利于重复检查。而有效半衰期应为检查的1.5倍左右。

（4）生物学特性：显像剂应具有在靶组织中聚集快、血液中清除快，靶/非靶比值高的特性。通常平面显像要求比值在5 : 1以上，断层显像要求在2 : 1左右。

10. 简述放射性核素^{99m}Tc的性质。

目前核医学显像中最常用的放射性核素是^{99m}Tc，该核素属于第五周期ⅦB族。^{99m}Tc的化学价为-1~+7，最稳定的氧化态是+4~+7，纯γ光子发射体，能量140keV，$T_{1/2}$为6.02小时；其化学性质类似ⅦA族的卤素非常活泼，易于标记特定的显像用配套药品。^{99m}Tc依其优良的核物理性能和活泼的化学性质，标记心、脑、肾、骨、肺、甲状腺等多种脏器显像药品，几乎可用于人体所有脏器的形态、功能以及代谢显像和功能测定。当今世界核医学显像药品中，应用^{99m}Tc及其标记化合物占80%以上。

11. 简述放射性治疗药品的要求。

放射性治疗药品是利用其发射射线的电离辐射生物效应而非药理作用达到治疗目的，故要求其具有发射的射线电离能力强（如β^-射线、α射线、俄歇电子等），高靶/非靶（N/NT）比值，靶器官浓聚快等特性。

常用的放射性治疗药品多发射纯β^-射线（^{32}P、^{89}Sr、^{90}Y）等，或发射β^-射线伴有一定的γ射线适于显像，如^{153}Sm、^{188}Re、$^{117}Sn^m$、^{117}Lu等。^{131}I是目前治疗甲状腺疾病最常用的放射性治疗药品，$^{89}SrCl_2$、^{153}Sm-EDTMP、^{117m}Sn-DTPA、^{117}Lu-EDTMP等放射性药品在骨转移癌的疼痛缓解治疗中也获得了很好的疗效，其他的放射性治疗药品还有^{32}P、^{90}Y、^{131}I-MIBG等。^{188}Re治疗或预防血管成形术后再狭窄和^{131}I、^{188}Re碘油介入治疗肝癌也得到了应用。近年来，放射性粒子（^{125}I、^{103}Pa）植入治疗肿瘤也已经应用于临床。

12. 简述核医学显像的原理。

利用放射性核素示踪技术在活体内实现正常和病变组织的显像是核医学显像的基本原理。核医学显像需要将放射性药品引入体内，由于其放射性核素与标记化合物的生物学行为同天然元素或其化合物一样，能够参与机体的正常或异常代谢过程，可选择性地聚集在特定的脏器、组织或病变部位，因此，借助核医学成像设备，可在体外探测到脏器与邻近组织或脏器内正常组织与病变组织间的放射性浓度差，并以一定的模式成像，获得可反映脏器和病变组织的形态、位置、大小、功能和代谢等状况的核医学影像。

13. 简述放射性药物的质量检验内容。

放射性药物的质量检验主要有物理化学和生物学检验两方面内容：

（1）物理化学检验包括：药品性状、放射性核纯度、放射性活度、pH测定、放射性化学纯度和化学纯度等检验。

（2）生物学检验包括：细菌和细菌内毒素测定、安全实验和体内分布实验等。

（李　龙　孙俊杰）

第三章　医学成像技术与方法

一、学习目标

1. 掌握　核医学成像技术的特点，核医学显像的特点及类型，图像融合一些基本概念，核医学成像技术的诊断效能评价方面的一些基本概念。

2. 熟悉　医学影像相关技术的原理、特点以及临床应用，核医学融合影像设备的特点及常规应用。

3. 了解　核医学显像的优点与方法，融合图像存储的一些基本概念。

二、重点和难点内容

（一）核医学成像技术的特点，核医学显像的特点及类型

1. 核医学成像技术的特点　放射性核素示踪技术是核医学产生和发展的最基本的方法学基础，无论是实验核医学还是临床核医学的各种应用均是以放射性核示踪技术为基础，结合其他技术而建立的。放射性核素示踪技术以放射性核素或其标记化合物为示踪剂，应用射线探测技术探测其发射的射线，来研究示踪剂分布及变化规律的技术。放射性核素示踪是基于放射性示踪剂与被研究物质具有相同的化学性质和生物学特性，即同一性原理，通过放射性示踪剂来显示被研究物质的变化。标记示踪剂的放射性核素衰变发出的射线可被射线探测仪器探测和记录，从而可通过示踪剂进行精确的定性、定量、定位研究。

2. 核医学显像的特点　利用放射性核素示踪技术在活体内实现正常和病变组织的显像是核医学显像的基本原理。核医学显像是分子水平显像，能在分子水平观察人体的生理、生化、代谢等变化。核医学显像的特点包括：图像信息多元化，具有早期诊断价值，能提供定位、定性、定量和定期诊断信息，是细胞和分子水平显像，属于无创性检查等。

3. 核医学显像的类型　根据影像采集的状态、时间、方式、部位、显像剂对病变组织的亲和力等，可将核医学显像分为如下类型：静态与动态显像，静息与负荷显像，阴性与阳性显像，早期与延迟显像。

（二）图像融合以及图像存储的一些基本概念

随着医学影像技术的发展，功能图像和解剖图像的结合已经成为医学影像发展的一个发展趋势。医学图像融合就是将不同医学成像设备获得的图像经过适当的空间配准、叠加和变换处理，从而获取一个部位或病灶不同的图像信息，使临床诊断和治疗更加准确。经过多年的研究开发，医学图像融合技术已经获得很大发展，广泛应用于临床疾病诊断和治疗。随着计算机科学、材料科学研究的进展，图像融合可以分为异机融合和同机融合两种。目前已经常规应用于临床的融合显像设备主要包括PET/CT，SPECT/CT，PET/MRI等。

（三）核医学成像技术的诊断效能评价方面的一些基本概念

效能是指切实地达到目标或产生所要求的绩效，以及创造一个鲜明印象的能力。核医学显像诊断效能是指核医学显像获取的某一疾病的信息或得出的诊断结论，对于该疾病的最佳临床决策，包括最佳诊断和最佳治疗方案的制订所具备的有效作用能力；运用科学的、合理的统计学分析方法对这一能力进行客观评判和价值定位，即为核医学显像诊断效能评价。

对各种临床诊断的结果出现的真阳性、假阳性、假阴性、真阴性进行计算分析，可获得效能评价指标包括：灵敏度和特异度、预测值、试然比、受试者工作特征曲线。核医学显像诊断结果的可靠性是指诊断结果的制订者即图像观察者在重复观察图像后，给出相同的正确结论的比率（即重复性）。

三、习题

（一）名词解释

1. 阴性显像
2. 延迟显像
3. 图像融合
4. 核医学显像诊断效能
5. 假阳性

（二）填空题

1. 依据研究对象的不同，放射性核素示踪技术可分为________和________。

2. 利用________技术在活体内实现正常和病变组织的显像是核医学显像的基本原理。

3. 核医学显像能在分子水平观察人体的________、________、________等变化。

4. 现代核医学显像已成为是一种集脏器解剖、形态、功能、代谢、受体分布及基因表达等信息为一体的________影像。

5. 随着医学影像技术的发展，________和________的结合已经成为医学影像发展的一个发展趋势。

6. 图像融合可以分为________和________两种，目前常规应用于临床的融合显像设备主要包括________、________、________等。

7. 临床诊断结果会出现________、________、________、________四种情况。

8. 核医学显像诊断结果的________是指诊断结果的制订者即图像观察者在重复观察图像后，给出相同的正确结论的比率。

（三）单项选择题

【A1型题】

1. 在体表的某一位置放射性探测器以显示某脏器的影像为

A. 平面显像　　B. 断层显像　　C. 静态显像
D. 动态显像　　E. 局部显像

2. 早期显像是指显像剂注入体内一定时间前所进行的显像，该时间是

A. 1小时　　B. 2小时　　C. 4小时
D. 6小时　　E. 8小时

3. 关于阴性显像的影像特征是
A. 正常脏器与组织细胞显影，病变区不显影
B. 病灶显影而正常脏器或组织不显影
C. 能显示出该脏器和组织的形态和大小
D. 病灶区呈核素分布稀疏或缺损
E. 多能反映脏器、组织功能
4. 下列选项中，放射性核素示踪技术的**缺点**是
A. 灵敏度高　　B. 符合生理条件
C. 方法简便而准确　　D. 定位、定性、定量研究相结合
E. 需要专业培训技术人员以及专用实验条件
5. 脏器组织在放射性核素脏器显像时，其影像清晰度主要取决于
A. 脏器组织的功能状态　　B. 脏器组织的解剖形态学特征
C. 脏器组织的大小　　D. 脏器组织的位置
E. 脏器组织的解剖学密度
6. 关于显像药品的选择，描述**错误**的是
A. 能快速进入靶器官　　B. 靶/非靶比值高　　C. 靶组织滞留时间长
D. 适宜射线类型与能量　　E. 放射性浓度高的显像药品
7. 放射性核素或其标记化合物应用于示踪技术是基于
A. 同位素有相同的化学性质　　B. 体内的生物学行为
C. 放射性核素射线的可测性　　D. 放射性核素的衰变
E. 相同化学性质的同位素与放射性核素的可测性
8. 能被常规SPECT发现的病灶至少是
A. 1cm　　B. 2cm　　C. 3cm
D. 4cm　　E. 5cm
9. 通常PET显像空间分辨率可达
A. 0.1~0.5mm　　B. 1~2mm　　C. 2mm
D. 3mm　　E. 4~5mm
10. 图像质量高的ECT图像应具备
A. 影像轮廓完整　　B. 解剖标准清晰　　C. 病灶显示清楚
D. 对比度适当　　E. 以上都包括
11. 图像融合的主要目的是
A. 帮助病灶定位　　B. 体现病灶区解剖密度的变化
C. 提高病灶区解剖形态学变化　　D. 提高病灶区的分辨率
E. 判断病灶大小与形态
12. 根据影像获取状态可将放射性核素显像分为
A. 局部和全身显像　　B. 静态和动态显像　　C. 平面和断层显像
D. 早期和延迟显像　　E. 阴性和阳性显像
13. 通过药物、运动或生理刺激干预后进行的显像为
A. 平面显像　　B. 动态显像　　C. 阳性显像

D. 延迟显像　　E. 介入显像

14. 评价医学诊断效能方法中，真阴性数与确无疾病人数之比得出的是

A. 准确性　　B. 特异性　　C. 灵敏性

D. 假阴性率　　E. 假阳性率

15. 将灵敏度和特异性结合起来进行评价的指标是

A. 阴性结果预测值　　B. 阳性结果预测值　　C. 准确性

D. 假阳性率　　E. 假阴性率

16. 下列关于图像的帧模式采集的说法正确的是

A. 每次有效的闪烁事件使图像矩阵中的计数增加

B. 帧模式采集不能获得静态图像

C. 采集时加入时标

D. 在生理信号控制下开始对位置信号作模拟-数字转换

E. 每次有效的闪烁事件使图像矩阵中单独占据一个像素

17. 下列不属于核医学计算机软件功能的是

A. 图像算数运算　　B. 病人账单管理　　C. 图像的滤波

D. 感兴趣区处理　　E. 曲线分析

18. 伽马相机中光电倍增管数量增加可导致下列性能改善的是

A. 空间线性　　B. 空间分辨率　　C. 能量分辨率

D. 灵敏度　　E. 融合精度

19. 为获得高质量的断层显像，SPECT采集时要采用

A. 尽可能小的旋转半径以提高图像分辨率

B. 尽可能小的采集矩阵以加快图像重建速度

C. 尽可能短的采集时间以减少核素体内代谢影响

D. 尽可能少的投影数以减少病人运动影响

E. 尽可能延长采集时间以减少病人运动影响

20. 选择高灵敏度或高分辨率准直器主要根据脏器组织的

A. 深浅　　B. 大小　　C. 厚度

D. 显像目的　　E. 以上都是

【B型题】

（21~25题共用备选答案）

A. 有助于排除疾病存在，判定为正常　　B. 提示很可能正常

C. 只提示可能有病　　D. 很可能有病

E. 可以肯定有病

21. 根据ROC分析的判断标准，如果假阴性极高的界值

22. 如果真阳性率与假阳性率相近

23. 如果真阳性率小于假阳性率

24. 如果假阳性率极低

25. 如果真阳性率明显高于假阳性率

（四）简答题

1. 核医学显像有哪些特点？

2. 医学显像诊断效能评价包括哪些指标？

四、参考答案

（一）名词解释

1. 阴性显像：是以病变组织对特定显像剂摄取减低为异常指标的显像方法。

2. 延迟显像：是将显像剂引入体内2小时以后进行的显像。

3. 图像融合：是将不同医学成像设备获得的图像经过适当的空间配准、叠加和变换处理，从而获取一个部位或病灶不同的图像信息。

4. 核医学显像诊断效能：是指核医学显像获取的某一疾病的信息或得出的诊断结论，对于该疾病的最佳临床决策，包括最佳诊断和最佳治疗方案的制订所具备的有效作用能力。

5. 假阳性：指经诊断而被错误分类的非病人数目。

（二）填空题

1. 体内示踪　体外示踪

2. 放射性核素示踪

3. 生理　生化　代谢

4. 功能代谢性分子

5. 功能图像　解剖图像

6. 异机融合　同机融合　PET/CT　SPECT/CT　PET/MRI

7. 真阳性　假阳性　假阴性　真阴性

8. 可靠性

（三）选择题

【A1型题】

1. A　2. B　3. A　4. E　5. A　6. C　7. E　8. A　9. E　10. E
11. A　12. B　13. E　14. B　15. A　16. A　17. B　18. B　19. A　20. E

【B型题】

21. A　22. C　23. B　24. E　25. D

（四）简答题

1. 核医学显像有哪些特点？

①图像信息多元化；②早期诊断价值；③定位、定性、定量和定期诊断；④细胞和分子水平显像；⑤无创性检查方法。

2. 医学显像诊断效能评价包括哪些指标？

（1）灵敏度和特异度，包括灵敏度、特异度、假阴性率和假阳性率、正确指数、准确度；

（2）预测值，包括阳性预测值、阴性预测值；

（3）试然比，包括阳性试验似然比、阴性试验似然比；

（4）受试者工作特征曲线。

（李芳巍　金龙云）

第四章　现代核医学影像技术应用进展

一、学习目标

1. 掌握　核医学分子影像的定义，核医学分子影像的理论基础。

2. 熟悉　核医学分子影像技术的主要内容，核医学分子影像技术的研究方法。

3. 了解　核医学分子影像技术的进展。

二、重点和难点内容

（一）核医学分子影像技术主要内容

核医学分子影像的理论基础是"分子识别"（molecular recognition），根据标记分子探针与靶分子结合的类型或原理不同，核医学分子影像主要包括代谢显像、受体显像与核素受体靶向治疗、放射免疫显像与放射免疫治疗、基因与报告基因显像、凋亡显像等，均已经在恶性肿瘤、神经系统疾病、心血管疾病中应用并显示良好的前景，为多种疾病的诊断、治疗决策提供了分子水平的依据，必将在未来的医学发展中起到更为重要的作用。

（二）核医学分子影像技术展望

核医学分子影像发展依赖选择针对疾病的分子靶点、设计相应高亲和、高特异的分子探针，并在高灵敏、高分辨的成像仪器中显示；分子核医学影像的未来将在多模态显像、转化医学、诊断治疗一体化等领域中进一步发展。

三、习题

（一）名词解释

1. molecular nuclear medicine

2. 代谢显像

3. 受体显像

4. multi-modality molecular imaging

（二）填空题

1. 核医学分子影像的理论基础是________。根据标记________与靶分子结合的类型或原理不同，核医学分子影像主要包括________、________与核素受体靶向治疗、放射免疫显像与放射免疫治疗、基因与报告基因显像、凋亡显像等。

2. 多模式的分子影像包括两层含义，一是指不同模式的________融合，如PET/CT、SPECT/CT和PET/MRI是目前最成功的多模式影像设备，大大提高了影像诊断的信息和准确性；二是多模式________的设计，如在一个特异性的分子探针上同时连接放射性核素和磁共振成像的造影剂,将多功能探针引入体内后可以同时进行核素显像和磁共振成像,从而反映不同的信息。

（三）单项选择题

【A1型题】

1. 核医学分子影像的理论基础是
A. 抗原与受体的结合　B. 抗体与配体的结合　C. 分子识别
D. 反义探针与酶的分子　E. 酶与抗体的识别

2. 目前临床应用最为广泛的代谢显像是
A. 氨基酸代谢显像　B. 葡萄糖代谢显像　C. 核苷酸代谢显像
D. 胆碱代谢显像　E. 脂肪酸代谢显像

3. 多模式分子影像(multi-modality molecular imaging)的显像模式是
A. 一次影像检查中联合使用两种或两种以上的显像机器
B. 一次影像检查中联合使用两种或两种以上的显像剂
C. 一次影像检查中使用多模式分子影像探针
D. 一次影像检查中联合使用两种或两种以上的显像模式
E. 行两种或两种以上的影像检查

4. 临床常规PET的空间分辨率可达
A. 1~2mm　B. 4~5mm　C. 5~10mm
D. 10~15mm　E. 15mm以上

5. 目前研究较多且进入临床应用的肾上腺素受体显像剂是
A. ^{131}I-MIBG　B. ^{125}I-MIBG　C. ^{131}I-MIBI
D. ^{125}I-MIBI　E. ^{99m}Tc-MIBG

6. 应用^{131}I标记MIBG,可用于治疗的原因是
A. 基于^{131}I释放X射线　B. 基于^{131}I释放α射线　C. 基于^{131}I释放γ射线
D. 基于^{131}I释放治疗射线　E. 基于^{131}I释放β射线

7. 通常情况下,乏氧细胞的等效致死量是富氧细胞的倍数是
A. 1　B. 2　C. 3
D. 4　E. 5

8. RIT治疗疗效欠佳的原因是
A. RIT仅对肿瘤体积大的有效,对转移灶无效
B. RIT在手术切除前有较好的效果
C. RIT不能用于实体瘤的治疗
D. 肿瘤对药物的吸收剂量与肿瘤的半径成反比,因此体积越大,对抗体的蓄积能力越差,且显像剂分布不均一
E. RIT可以作为实体瘤的一线治疗方法

9. 以下**不属于**基于核医学技术监测体内移植干细胞的报告基因显像类型的是
A. 配体型　B. 酶/底物型
C. 受体型　D. 转运体型
E. 抗原或抗体基因片段型

10. 下列关于放射免疫显像与放射免疫治疗说法正确的是
A. 放射免疫显像简称RIT
B. RII与RIT主要的不同之处在于原理不同
C. RII与RIT均基于抗原抗体特异性免疫结合的原理
D. RIT通常应用短半衰期、发射γ光子或正电子的放射性核素
E. RII使用的放射性核素是能释放α、β粒子的放射性核素
11. 以下不属于生长因子受体显像的是
A. 表皮生长因子受体显像　B. 血管内皮生长因子受体显像
C. 胰岛素样生长因子受体显像　D. 血管活性肠肽受体显像
E. 成纤维细胞生长因子受体显像
12. 下列选项不是提高RII和RIT效能的方法的是
A. 对特异性抗体进行基因重组改造　B. 采用预定位技术
C. 改善抗体药代动力学　D. 改善核素标记技术
E. 对于RIT全部应用抗体片段
13. 下列对于RII中基因抗体片段(Fab)的描述错误的是
A. 应用抗体片段仍旧可以保持与单克隆抗体一致的活性
B. 血液清除快
C. 肿瘤穿透力高
D. 与单克隆片段相比,产生的免疫反应少
E. 本底低
14. 目前可用于核素乏氧显像的显像剂是
A. ^{18}F-FDG　B. ^{18}F-FMISO　C. ^{99m}Tc-MIBI
D. ^{99m}Tc-MIBG　E. ^{99m}Tc-MDP
15. 核医学分子影像研究链成败的关键是
A. 核素分子显像探针的选择　B. 放射性核素探针的标记
C. 核医学显像仪器的选择　D. 显像方式的选择
E. 分子靶点的选择
16. 以下不属于多模式成像仪器的是
A. micro PET　B. SPECT/CT　C. PET/CT
D. micro PET/MR　E. PET/MR
17. 下列不属于诊疗一体化纳米颗粒一般可设计的方式的是
A. 在显像纳米颗粒表面连接治疗剂
B. 在治疗性纳米颗粒上附加显像剂
C. 在一个生物相容性纳米颗粒中同时封装显像剂和治疗剂
D. 在纳米颗粒上附加两种不同的显像剂
E. 本身同时具有显像和治疗功能的独特纳米颗粒
18. 属于既可以发射适合单光子显像的γ射线,又可以发射适合治疗的β射线的核素是
A. ^{131}I　B. ^{99m}Tc　C. ^{18}F
D. ^{11}C　E. ^{90}Y

19. 下列关于细胞凋亡过程及核素凋亡显像,说法**不正确**的是

A. 与细胞内特异性蛋白相互作用的系列半胱氨酸蛋白酶(如半胱氨酸蛋白酶)的激活

B. DNA分子降解为50~300kb大小片段

C. 细胞内钾、氯离子漏出,导致细胞内脱水和体积缩小,发生凋亡的细胞片段被包裹在来自于细胞膜的小囊泡中,被称为"凋亡小体"

D. 凋亡细胞将通过"凋亡小体"上的磷脂酰丝氨酸(PS)向邻近细胞发出信号,刺激吞噬细胞和邻近正常细胞吞噬残余的细胞成分

E. 核素凋亡显像是研究较晚,但是目前最为成熟的体内凋亡探测技术

20. 只能用于治疗的放射性核素是

A. ^{131}I　　B. ^{18}F　　C. ^{99m}Tc

D. ^{90}Y　　E. ^{11}C

21. 反义基因显像的原理是

A. 碱基配对原则　　B. 抗原抗体特异性结合　　C. 酶和底物特异性结合

D. 受体和配体特异性结合　　E. 以上都不是

【B型题】

(22~25题共用备选答案)

A. ^{18}F-SFB-Annexin V　　B. ^{18}F-FMISO　　C. ^{131}I-MIBG

D. ^{18}F-FDG　　E. ^{18}F-FHBG

22. 属于代谢显像剂的是

23. 属于受体显像剂的是

24. 属于报告基因探针的是

25. 属于核素凋亡显像剂的是

(四)简答题

1. 试述核医学分子影像研究的三个必备的重要环节。

2. 试述核医学分子影像技术中代谢显像的主要类型以及代表显像剂。

四、参考答案

(一)名词解释

1. molecular nuclear medicine: 即分子核医学,是21世纪核医学的新分支学科,能从分子水平揭示生命现象的本质、生命活动的物质基础和组织细胞新陈代谢的变化规律,阐明病变组织受体密度与功能的变化、基因的异常表达、生化代谢和细胞信息传导的改变等,为临床疾病的诊断、治疗、疗效评估等提供分子水平信息。

2. 代谢显像: 是利用放射性核素标记葡萄糖等作为显像剂,参与机体代谢,可选择性地聚集在特定的脏器、组织或病变部位,从而为临床提供生物学代谢功能信息,对疾病进行早期诊断和疗效评价。

3. 受体显像: 是利用放射性核素标记配体或配体类似物为显像剂,利用配体与受体特异性结合的原理,在体外用SPECT或PET显像,显示受体空间结合位点及分布、密度和功能。

4. multi-modality molecular imaging: 即多模式分子影像，是指在一次影像检查中联合使用两种或两种以上的显像模式，不仅获得脏器、组织或病灶的解剖学信息，同时获得分子功能信息等，实现不同影像模式的优势互补，提高影像诊断效能。

（二）填空题

1. 分子识别　化合物　代谢显像　受体显像

2. 影像仪器　分子影像探针

（三）单项选择题

【A1型题】

1. C　2. B　3. D　4. B　5. A　6. E　7. C　8. D　9. A　10. C
11. D　12. E　13. A　14. B　15. E　16. A　17. D　18. A　19. E　20. D
21. A

【B型题】

22. D　23. C　24. E　25. A

（四）简答题

1. 试述核医学分子影像研究的三个必备的重要环节。

核医学分子影像研究有三个必备的重要环节。

（1）必须寻找和选择合适的分子靶点，分子靶点的选择是整个研究链成败的关键；

（2）设计与该分子靶特异、高亲和力并不改变分子靶点生物特性的核素标记分子探针，核素分子显像探针十分重要，将显像剂引入体内后，能够发射出射线并被仪器探测到；

（3）需要灵敏度高、分辨率好的成像仪器，核医学仪器是分子核医学获得清晰、高分辨率图像必不可少的因素。

2. 试述核医学分子影像技术中代谢显像的主要类型以及代表显像剂。

种类	代谢显像机制	常用显像剂	临床应用
葡萄糖代谢显像	参与葡萄糖代谢	^{18}F-FDG	各种肿瘤、神经/精神疾病、心肌细胞活性
氨基酸代谢显像	氨基酸参与蛋白质的合成、转运和调控	^{11}C-MET、^{18}F-FET、^{18}F-FDOPA	脑胶质瘤、恶性淋巴瘤、肺癌、乳腺癌和脑转移瘤
核苷酸代谢显像	核酸的合成和代谢可以反映细胞分裂增殖的情况	^{11}C-TdR、^{18}F-FLT	脑胶质瘤、肺癌、食管癌、淋巴瘤、喉癌、结肠癌和鼻咽癌
乙酸盐代谢显像	确切机制尚不清楚，可能与肿瘤组织中脂肪合成增加有关	^{11}C-acetate	前列腺癌、肝癌、脑胶质瘤、鼻咽癌、淋巴瘤、肺癌、结肠癌、卵巢癌和肾细胞癌
胆碱代谢显像	胆碱是磷脂酰胆碱的前体，后者在细胞增殖过程中增加	^{11}C-choline	脑肿瘤、肺癌、食管癌、结肠癌、膀胱癌和前列腺癌
脂肪酸代谢显像	正常心肌主要利用脂肪酸及葡萄糖作为其能量来源	^{11}C-PA、^{18}F-FTHA、^{18}F-FT、^{123}I-BMIPP	评价缺血性心脏病及心肌病等的心肌能量代谢情况

（兰晓莉）

第五章　分子影像学

一、学习目标

1. 掌握　分子影像学的概念，分子影像学的成像原理，分子影像学示踪剂的概念。

2. 熟悉　分子影像学常见示踪剂，PET/CT的临床应用概况，PET的优点。

3. 了解　分子影像学的特征，分子影像学示踪剂的基本结构，分子影像学个体化医疗，分子影像学临床前研究。

二、重点和难点内容

（一）分子影像学及示踪剂

1. 分子影像学概念　分子影像学是指在活体状态下，应用影像学方法对人或动物体内的细胞和分子水平生物学过程进行成像、定性和定量研究的一门学科。

2. 分子影像学具有如下特征

（1）将复杂的生物学过程（如基因表达、生物信号传递等）变成直观的图像，从而使我们能够更好地在分子水平理解生理、病理的机制及其特征；

（2）同时监测多个分子生物学过程；

（3）评估生理、病理分子水平上的进程；

（4）发现疾病（如肿瘤）早期的分子变异及病理改变；

（5）在活体上早期、连续性地观察药物治疗及基因治疗的机制和效果。

3. 分子成像就成像原理分为直接成像、间接成像和替代物成像

（1）直接成像是指分子成像探针与成像靶点直接反应，因此所成图像揭示的探针位置和浓度直接与探针和靶点（如抗原决定簇和酶）的相互作用相关。直接成像通过确定紧密结合于靶点的抗体或肽，可以对靶点成像，与原位杂交的原理一样。

（2）间接成像相对复杂，必须具备报告基因和报告探针两因素，且报告探针与报告基因表达产物间应具有特异性的相互作用，或者报告基因表达产物本身就可作为报告探针。报告基因是指能间接反映基因转录水平的编码某种酶或蛋白质的基因，其表达产物易被报告探针检测，且易与内源性背景蛋白相区别。报告探针是只有与报告基因表达出的产物特异性结合后才能够被成像设备检测到的成像物质。

（3）替代物成像是利用“替代标记物”探针来反映内源性分子或基因过程的下游结果。替代物成像不是利用分子探针和靶点的特异性相互作用，而是用现已使用的示踪剂/对比剂和成像方法对特异的内源性分子-遗传学过程进行成像，用于对诸如癌症等疾病发生特异的内源性分子-遗传学过程变化所产生的下游生理生化效应进行监测，因而主要用于疾病治疗效果的监测。

4. 分子影像学示踪剂概念 在分子影像学中指的是能够与某一特定生物分子（如蛋白质、DNA、RNA）或者细胞结构靶向特异性的结合、并可供体内或（和）体外影像学示踪的标记化合物分子，这些标记化合物分子能够在活体或（和）离体反映其靶生物分子的量和（或）功能。分子成像探针必须具备以下2个重要特征：①对与疾病密切相关的靶分子具有高度亲和力和靶向特异性；②可供影像学设备在活体外进行示踪。探针主要用于在活体内对生物过程进行成像、定量和测量研究。

5. 示踪剂基本结构

（1）房室型探针主要用来评估生理学参数的变化（血流和灌注）。在这种情况下，严格来讲所形成的图像并不是描述分子进程，而是一种替代物成像。

（2）靶向性探针包括两部分，信号组件（signal component）和亲和组件（affinity component）。信号组件是指能产生影像学信号且能被高精度的成像技术探测的造影剂或标记物部分（如放射性核素、荧光素、顺磁性原子及超声微泡等）；亲和组件即靶向分子，是与成像靶点特异性结合的部分（如配体或抗体等）。通过放射性化学或者生物分子链接化学技术可直接把信号组件和亲和组件连接起来，也可通过引入交联试剂或衍生化试剂（crosslinking or derivatizing reagents）把二者连接起来。

（3）"智慧型"探针具有可激活的特点，只有当特定的靶物质存在的情况下才被激活产生信号。由于"智慧型"探针的背景噪声微乎其微，因此较其他类型探针更具有优势。

（4）特异蛋白之间的分子识别：在某些病理情况下或报告基因表达后，会产生一些特异性或高表达的蛋白质。可将这些蛋白质作为成像靶点，利用特异蛋白质-蛋白质相互作用的分子识别，通过信号组件标记蛋白质来实现对靶分子的体外探测。

（5）核苷酸链之间的分子识别包括单链反义核糖核酸与细胞质内的mRNA，反义脱氧核糖核酸与靶基因DNA链的互补链的结合等。核苷酸链之间的分子识别是基因表达成像中反义成像的基础。

（6）蛋白质与核酸分子的分子识别：某些激素分子可进入细胞内，与细胞核内的受体结合，形成激素-受体复合物，进而导致受体构象变化而形成复合物二聚体。

6. 常见的分子成像探针

（1）放射性核素分子成像探针：常用的放射性核素探针主要包括以下几类：代谢成像探针、乏氧成像探针、细胞增殖成像探针、凋亡成像探针、血管生成成像探针、受体成像探针（标记相应配体）以及报告基因。

（2）光学分子成像探针：目前常用的光学分子成像探针有荧光染料标记的探针、量子点标记的探针、可激活探针、拉曼探针和光声成像探针。

（3）磁共振分子成像探针主要包括以下几类：T_1加权的探针、T_2加权的探针、基于化学交换饱和转移的探针、MR报告基因成像。

（二）分子影像与个体化医疗

个体化医疗是指根据个体携带的遗传信息制订针对某些疾病的预防、治疗策略。主要有两层含义：一是针对病人个体进行快速、准确的诊断；二是围绕诊断进行最有效，同时也是最经济的治疗。

（三）分子影像与转化医学

1. 临床前实验研究 严谨的临床前研究是分子探针是否能走向临床应用的关键，对临床前研究而言，首先，按照我国新药研究指导原则和新药审评办法的要求，参照Ⅰ类新药标准，完成相关分子探针的临床前的急性毒性试验和长期毒性试验。

2.分子成像技术的临床前研究现状

（1）放射性核素成像。

（2）MR成像。

（3）光学成像。

（4）CT成像。

（5）超声成像。

（6）标记其他分子或路径的分子成像。

3.PET/CT的临床应用概况

（1）PET及PET/CT分子成像的优势：与其他分子成像方法相比，PET具有以下显著优点：①PET可以动态地获得较快（秒级）的动力学资料，能够对生理和药理过程进行快速成像；②PET具有很高的灵敏度，能够测定感兴趣组织中pmol甚至fmol数量级的配体浓度；③PET可以绝对定量，尽管经常使用半定量方法，但也可以使用绝对定量方法测定活体体内生理和药理参数；④PET采用示踪量的PET药物（示踪剂），不会产生药理毒副作用。

（2）神经系统的应用：神经核医学由最初的脑平面成像发展到脑灌注成像、脑代谢成像及脑受体成像，在认识脑神经和脑肿瘤疾病的病理生理过程中，不仅是发现脑血流的功能性改变，还从脑受体的密度变化以及分子代谢水平来认识疾病的过程。

1）脑灌注成像：脑灌注示踪剂$H_2^{15}O$、$^{15}O_2$用于PET/CT成像。脑灌注成像主要应用于：脑出血性疾病及缺血性疾病的早期诊断、疗效判断和预后评估；癫痫的定位诊断；痴呆相关疾病的诊断与鉴别诊断；精神性疾病、脑肿瘤、脑死亡等的诊断、疗效判断、预后评估等。

2）脑受体成像：PET采用放射性示踪技术的原理，能够在早期检出受体密度和分布的变化，特别是PET-CT的临床应用将成像时间缩短了50%以上。目前主要的脑受体示踪剂有：脑多巴胺受体示踪剂、乙酰胆碱受体示踪剂、5-羟色胺受体成像、γ-氨基丁酸（GABA）/苯二氮䓬（BZ）受体示踪剂、神经肽阿片受体示踪剂等，可应用于帕金森病、舞蹈病、早老性痴呆、抑郁症、躁狂病、药物成瘾等。

3）脑代谢成像：脑代谢成像由于所用示踪剂基本是正电子放射性核素标记的化合物，一般均用PET进行成像。脑代谢成像主要包括葡萄糖代谢成像、氨基酸代谢成像，此外由于脑氧耗量是反映脑功能代谢的一个重要指标，因此，还包括用于测定脑氧摄取分数和氧代谢的$^{15}O_2$的PET成像。

（3）心血管系统的应用

1）心脏PET成像：心肌血流测定对有症状或无症状冠心病病人，单支冠脉病变或多支冠脉病变的诊断灵敏性及特异性均为95%~98%，具有重要临床价值，对心肌梗死区心肌活性的判断具有重要的参考价值。

2）心肌代谢成像：可为临床提供诸如有无冠心病心肌缺血、梗死及梗死灶有无存活心肌，还可为PTCA术或冠脉搭桥术及术后疗效观察等提供重要信息。

3）心肌受体成像：近期研究表明：PET/CT成像能通过不同受体对比剂观察心肌是否

正常、心肌缺血及梗死、急性心力衰竭、心肌病等心肌受体数目分布的变化，为心脏病因学研究及临床药理学探索及观察各种药物疗效等方面提供重要信息和手段。

（4）肿瘤方面的应用

1）代谢及核苷酸成像：目前最常用的肿瘤代谢示踪剂为^{18}F-FDG，还有^{11}C-胆碱、^{11}C-醋酸盐、^{11}C-蛋氨酸、^{11}C-酪氨酸等。另外，最近^{18}F-FLT（^{18}F-3′-脱氧-3′-氟代胸腺嘧啶）已经发展成为一种反映肿瘤细胞增殖状态的示踪剂，核酸的合成与代谢可反映细胞分裂增殖状况。

PET肿瘤成像临床主要用于：①良恶性肿瘤的鉴别诊断；②恶性病变的病程分析、分期、分级；③已明确诊断原发灶者，寻找全身转移灶或发现转移灶者寻找原发灶；④全身术后残留灶的寻找；⑤复发与瘢痕或坏死组织的鉴别诊断；⑥判断疗效、制订放疗计划等。

2）受体成像：肿瘤受体成像所用的放射性核素有^{18}F、^{124}I、^{123}I（或^{131}I）与^{111}In。目前研究较多的肿瘤受体包括神经多肽受体、类固醇受体与σ受体等，已用于多种肿瘤的诊断、分期、治疗方案的选择与预后评价，其中神经多肽受体成像得到了较广泛的临床研究与应用。

3）乏氧PET成像：乏氧成像是利用乏氧示踪剂进入肿瘤组织后因缺氧而滞留在肿瘤细胞内。目前应用的乏氧示踪剂可分为硝基咪唑类和非硝基咪唑类化合物。乏氧PET成像在代谢PET成像中占有十分重要的地位，用F-硝基咪唑（FMISO）进行乏氧PET成像，为肿瘤乏氧状况提供了无创伤性评估方法，用于测定鼻咽癌、头颈部肿瘤乏氧状态，预测化疗效果，也可区分存活/缺血和坏死/梗死的心肌等。

（四）分子影像与新药开发及药物评价

1. 概述　药物研发具有周期长、风险大、资本投入高的特点。近年来虽然在不断地加大投资，但新药研制的速度并没有明显提高。目前我国的制药主要以仿制和外包为主，大部分技术创新和专利来源于美国等发达国家，每年都有大量的经费用于进口价格昂贵的医药产品。

2. 新药研发的不同过程与分子成像　具体而言，药物的研发主要包括靶物表达确认、先导化合物（lead compound）筛选、临床前实验、临床实验、FDA批准5个阶段。

在药物的研究过程中，我们必须解决以下几个问题：①监测药物的生物分布；②监测药物与靶点的结合情况即特异性；③研究药物在活体内的药效学，观察药物是否能达到特定的生物效果；④监测药物在实验动物体内的药代动力学，判断药物的代谢速率是否合适。只有这些问题在动物模型上得到满意的解决，药物才有可能进入临床研究。

（1）靶点表达物的确认：靶点表达物的确认是要验证靶物是否到达并识别了特异性靶点，是否正常发挥了调控病变的作用，靶物可以是单个基因、蛋白质或者其他分子，多数是以细胞为基础的体外生化分析。

（2）药物先导化合物的筛选：一旦药物靶点确定，接下来的工作就要进行药物先导化合物的筛选。其中高通量选通技术（high throughput screening，HTS）自20世纪80年代出现以后，就成为药物早期开发中不可缺少的重要手段。HTS技术以分子和细胞水平的实验方法为基础，以微板为载体，通过建立分子或细胞的药物模型，直接观察药物对受体、酶或者离子通道等的影响，获知药物对细胞生长增殖的综合作用。

（3）临床前实验：临床前实验的目的是为了检验药物成分的安全性，观察药物在体内的药理、毒理作用及药效学、动物药代动力学等方面的特性。由于意义重大，需通过大量的在体实验并经过长时期观测来验证。

分子成像技术在这一阶段的优势无可替代。分子成像技术在这方面的应用有两种方法—直接法和间接法。

（4）临床实验：由于药物的反应存在种属差异性，一些动物实验中安全有效的药物，对人体可能药效不好或者不能耐受，只有正确而成功的临床实验才能及时有效地发现真正造福于人类的好药。由于PET（或PET/CT）分子成像、磁共振功能成像及超声分子成像在靶向治疗中的应用已经成功地进入临床，使得分子成像在临床药理学研究中的应用成为可能。

三、习题

（一）名词解释

1. 分子影像学
2. 示踪剂（分子探针）
3. 报告基因
4. 报告探针
5. 替代物成像
6. 直接成像
7. 间接成像

（二）填空题

1. 分子影像学的成像方法包括：________，________，________，________，________，________。
2. 分子影像学成像原理可分为：________，________，________。
3. 一般靶向性探针包括两部分：________，________。
4. 分子探针毒理学研究包括：________，________，________。
5. 临床前药代动力学研究包括：________，________，________，________，________，________。
6. 超声微泡对比剂可以应用于________，________。
7. 脑代谢成像主要包括：________，________。
8. 肿瘤受体成像所用的放射性核素主要有：________，________，________，________。
9. 目前应用的乏氧示踪剂可分为：________，________。
10. 分子成像技术在药物开发临床前实验阶段的应用方法有：________，________。

（三）单项选择题

【A1型题】

1. 分子成像探针与成像靶点直接反应，因此所成图像揭示的探针位置和浓度直接与探针和靶点（如抗原决定簇和酶）的相互作用相关，下列正确的是

A. 直接成像　　B. 间接成像　　C. 替代物成像
D. 靶向成像　　E. 特异成像

2. 房室型探针是一种

A. 直接成像　B. 间接成像　C. 替代物成像

D. 靶向成像　E. 特异成像

3. 具有可激活的特点，只有当特定的靶物质存在的情况下才被激活产生信号，这是指

A. 房室型探针　B. 靶向性探针　C. "智慧型" 探针

D. 靶向成　E. 特异成像

4. 基因表达成像中反义成像的基础是

A. 特异蛋白之间的分子识别　B. 核苷酸链之间的分子识别

C. 蛋白质与核酸分子的分子识别　D. 抗原与抗体的分子识别

E. 受体与配体的分子识别

5. 下列不是放射性核素分子成像探针的是

A. 代谢成像探针　B. 乏氧成像探针　C. 凋亡成像探针

D. 细胞增殖成像探针　E. 拉曼探针

6. 下列不是光学分子成像探针的是

A. 荧光染料标记的探针　B. 可激活探针　C. 量子点标记的探针

D. 光声成像探针　E. 血管生成成像探针

7. 下列不是磁共振分子成像探针的是

A. T_1加权的探针　B. T_2加权的探针　C. MR报告基因成像

D. 受体成像探针　E. 基于化学交换饱和转移的探针

8. 脑灌注成像可用于

A. 脑出血性疾病及缺血性疾病的早期诊断、疗效判断和预后评估

B. 癫痫的定位诊断

C. 痴呆相关疾病的诊断与鉴别诊断

D. 精神性疾病、脑肿瘤、脑死亡等的诊断、疗效判断、预后评估

E. 以上都是

9. 小动物PET在药物研发中能够解决的问题是

A. 加快药物先导化合物的进程

B. 提供定量动力学、体内药代动力学和药效学数据

C. 监测药物治疗效果

D. 加速药物的开发和研究进程

E. 以上都是

【B型题】

（10~14题共用备选答案）

A. 放射性核素成像　B. MR成像　C. 光学成像

D. CT成像　E. 超声成像

10. 有较高空间分辨率，能观测多个成像参数的是

11. 在病变定位、定性、鉴别及发现远处转移灶等方面临床已有大量成熟的应用的是

12. 具有实时、方便等优点，使靶向诊断与治疗的活体示踪成为可能

13. 可提供非常好的空间和时间分辨率的是

14. 以荧光、吸收、反射或生物荧光为基础，可用于体内基因表达的成像

（四）简答题

1. 简述分子影像学的特征。
2. 简述分子影像学成像原理。
3. 简述分子影像示踪剂必须具备的特征。
4. 信号组件和亲和组件是什么？
5. 个体化医疗是指什么？
6. PET的优点有哪些？
7. PET肿瘤成像的临床应用主要有哪些？
8. 分子影像学在新药研发中的优势有哪些？
9. 小动物成像设备的特点和优点有哪些？

四、参考答案

（一）名词解释

1. 分子影像学: 分子影像学是指在活体状态下，应用影像学方法对人或动物体内的细胞和分子水平生物学过程进行成像、定性和定量研究的一门学科。它以应用分子探针为显著特点，采用多种成像手段，对体内特定靶点进行成像。

2. 示踪剂(分子探针): 在分子影像学中，示踪剂指的是能够与某一特定生物分子（如蛋白质、DNA、RNA）或者细胞结构靶向特异性的结合、并可供体内或（和）体外影像学示踪的标记化合物分子，这些标记化合物分子能够在活体或（和）离体反映其靶生物分子的量和（或）功能。

3. 报告基因: 报告基因是指能间接反映基因转录水平的编码某种酶或蛋白质的基因，其表达产物易被报告探针检测，且易与内源性背景蛋白相区别。

4. 报告探针: 报告探针是只有与报告基因表达出的产物特异性结合后才能够被成像设备检测到的成像物质。

5. 替代物成像: 所谓替代物成像是利用“替代标记物”探针来反映内源性分子或基因过程的下游结果。替代物成像不是利用分子探针和靶点的特异性相互作用，而是用现已使用的示踪剂/对比剂和成像方法对特异的内源性分子-遗传学过程进行成像，用于对诸如癌症等疾病发生特异的内源性分子-遗传学过程变化所产生的下游生理生化效应进行监测，因而主要用于疾病治疗效果的监测。

6. 直接成像: 是指分子成像探针与成像靶点直接反应，因此所成图像揭示的探针位置和浓度直接与探针和靶点（如抗原决定簇和酶）的相互作用相关。直接成像通过确定紧密结合于靶点的抗体或肽，可以对靶点成像，与原位杂交的原理一样。

7. 间接成像: 间接成像相对复杂，必须具备报告基因和报告探针两因素，且报告探针与报告基因表达产物间应具有特异性的相互作用，或者报告基因表达产物本身就可作为报告探针。报告基因是指能间接反映基因转录水平的编码某种酶或蛋白质的基因，其表达产物易被报告探针检测，且易与内源性背景蛋白相区别。

（二）填空题

1. 放射性核素成像　磁共振成像　磁共振波谱成像　光学成像　超声成像　多模

式融合成像

2. 直接成像　间接成像　替代物成像

3. 信号组件　亲和组件

4. 啮齿类动物单次给药的毒性试验　非啮齿类动物的急性毒性试验　长期毒性试验

5. 药代动力学研究　组织分布试验　血浆蛋白结合试验　排泄试验　生物转化试验　研究流程

6. 评价血流动力学及微血管改变　靶向诊断与治疗

7. 脑葡萄糖代谢成像　脑氨基酸代谢成像

8. ^{18}F　^{124}I　^{123}I(或^{131}I)　^{111}In

9. 硝基咪唑类化合物　非硝基咪唑类化合物

10. 直接法　间接法

（三）单项选择题

【A1型题】

1. A　2. C　3. C　4. B　5. E　6. E　7. D　8. E　9. E

【B型题】

10. B　11. A　12. E　13. D　14. C

（四）简答题

1. 简述分子影像学的特征。

①将复杂的生物学过程(如基因表达、生物信号传递等)变成直观的图像,从而使我们能够更好地在分子水平理解生理、病理的机制及其特征; ②同时监测多个分子生物学过程; ③评估生理、病理分子水平上的进程; ④发现疾病(如肿瘤)早期的分子变异及病理改变; ⑤在活体上早期、连续性地观察药物治疗及基因治疗的机制和效果。

2. 简述分子影像学成像原理。

分子影像学成像原理分为直接成像、间接成像和替代物成像。

(1)直接成像是指分子成像探针与成像靶点直接反应,因此所成图像揭示的探针位置和浓度直接与探针和靶点(如抗原决定簇和酶)的相互作用相关。直接成像通过确定紧密结合于靶点的抗体或肽,可以对靶点成像,与原位杂交的原理一样。

(2)间接成像相对复杂,必须具备报告基因和报告探针两因素,且报告探针与报告基因表达产物间应具有特异性的相互作用,或者报告基因表达产物本身就可作为报告探针。报告基因是指能间接反映基因转录水平的编码某种酶或蛋白质的基因,其表达产物易被报告探针检测,且易与内源性背景蛋白相区别。报告探针是只有与报告基因表达出的产物特异性结合后才能够被成像设备检测到的成像物质。

(3)替代物成像是利用"替代标记物"探针来反映内源性分子或基因过程的下游结果。替代物成像不是利用分子探针和靶点的特异性相互作用,而是用现已使用的示踪剂/对比剂和成像方法对特异的内源性分子-遗传学过程进行成像,用于对诸如癌症等疾病发生特异的内源性分子-遗传学过程变化所产生的下游生理生化效应进行监测,因而主要用于疾病治疗效果的监测。

3. 简述分子影像示踪剂必须具备的特征。

分子成像探针必须具备以下2个重要特征：①对与疾病密切相关的靶分子具有高度亲和力和靶向特异性；②可供影像学设备在活体外进行示踪。探针主要用于在活体内对生物过程进行成像、定量和测量研究。

4. 信号组件和亲和组件是什么？

信号组件是指能产生影像学信号且能被高精度的成像技术探测的造影剂或标记物部分（如放射性核素、荧光素、顺磁性原子及超声微泡等）；亲和组件即靶向分子，是与成像靶点特异性结合的部分（如配体或抗体等）。

5. 个体化医疗是指什么？

个体化医疗是指根据个体携带的遗传信息制订针对某些疾病的预防、治疗策略。主要有两层含义：一是针对病人个体进行快速、准确的诊断；二是围绕诊断进行最有效，同时也是最经济的治疗。

6. PET的优点有哪些？

PET具有以下显著优点：①PET可以动态地获得较快（秒级）的动力学资料，能够对生理和药理过程进行快速成像；②PET具有很高的灵敏度，能够测定感兴趣组织中pmol甚至fmol数量级的配体浓度；③PET可以绝对定量，尽管经常使用半定量方法，但也可以使用绝对定量方法测定活体体内生理和药理参数；④PET采用示踪量的PET药物（示踪剂），不会产生药理毒副作用。

7. PET肿瘤成像的临床应用主要有哪些？

PET肿瘤成像临床主要用于：①良恶性肿瘤的鉴别诊断；②恶性病变的病程分析、分期、分级；③已明确诊断原发灶者，寻找全身转移灶或发现转移灶者寻找原发灶；④全身术后残留灶的寻找；⑤复发与瘢痕或坏死组织的鉴别诊断；⑥判断疗效、制订放疗计划等。

8. 分子影像学在新药研发中的优势有哪些？

在药物开发方面，分子影像学可以在体外直接定量测定所标记的药物或化合物在活体内的分布，从细胞、分子的层面观测生理或病理变化，具有无创伤、实时、活体、高特异性、高灵敏度以及高分辨率等优点，有利于候选药物的早期筛选，及时终止不必要的实验过程，有效地降低开发成本，缩短开发周期、提高开发效率，从而为药物研发的模式带来革命性变革。

9. 小动物成像设备的特点和优点有哪些？

小动物成像设备是在传统的影像学设备基础上发展起来的，除具备传统影像设备的优点外，尚具有以下主要的特点和优点：①体积小，结构紧凑，超高空间分辨率，可对小动物进行更加精确的分子成像；②价格较低，需要安装场地的面积较小，研究单位能够承受。此外，小动物成像已经成功用于动物基因治疗和基因表达监测的研究。转基因动物价格昂贵，而小动物成像可对同一只转基因动物反复进行分子成像研究，大大节约了实验动物的数量和费用。

（申宝忠）

第六章 肿瘤显像

一、学习目标

1. 掌握 ^{18}F-FDG PET/CT肿瘤显像的原理，^{18}F-FDG PET/CT正常、异常图像表现和临床应用，^{18}F-FDG PET显像的假阳性和假阴性的表现及原因。

2. 熟悉 ^{18}F-FDG PET/CT的显像病人准备，^{18}F-FDG PET/CT显像方法，^{18}F-FDG的生理性浓聚图像表现。

3. 了解 非^{18}F-FDG PET/CT代谢肿瘤显像，^{99m}Tc-MIBI肿瘤显像。

二、重点和难点内容

1. ^{18}F-FDG PET/CT肿瘤显像的原理 ^{18}F-FDG是葡萄糖的类似物，静脉注射后，^{18}F-FDG在葡萄糖转运蛋白的作用下通过细胞膜进入细胞，细胞内的^{18}F-FDG在己糖激酶作用下磷酸化，生成6-PO_4-^{18}F-FDG，由于6-PO_4-^{18}F-FDG与6-PO_4-葡萄糖的结构不同（2-位碳原子上的羟基被^{18}F取代），不能进一步代谢，而且6-PO_4-^{18}F-FDG不能通过细胞膜而滞留在细胞内。在葡萄糖代谢平衡状态下，6-PO_4-^{18}F-FDG滞留量与组织细胞葡萄糖消耗量基本一致，因此，^{18}F-FDG能反映体内葡萄糖利用状况。

绝大多数恶性肿瘤细胞具有高代谢特点，尤其是糖酵解作用明显增强，因此，肿瘤细胞内可积聚大量^{18}F-FDG，经PET显像可显示肿瘤的部位、形态、大小、数量及肿瘤内的显像剂分布。同时肿瘤细胞的原发灶和转移灶具有相似的代谢特性，一次注射^{18}F-FDG就能方便地进行全身显像，^{18}F-FDG PET全身显像对于了解肿瘤的全身累及范围具有独特价值。

2. ^{18}F-FDG PET/CT正常、异常图像表现

（1）正常图像：^{18}F-FDG是葡萄糖的类似物，引入机体后在体内的分布与葡萄糖在体内的摄取、利用等代谢过程分布基本一致。如葡萄糖为脑部的最主要能量来源，脑部摄取较高；软腭和咽后壁可出现形态规整的对称性的生理性浓聚；双肺显像剂分布低而均匀；纵隔血池影较浓；肝脏及脾脏显像剂分布稍高，而且也比较均匀；^{18}F-FDG主要通过泌尿系统排泄，因此，双肾、双侧输尿管及膀胱可出现明显的显像剂浓聚；胃可出现生理性浓聚，腹部可见浓淡不均的肠影；全身其他部位轮廓及层次较清楚。

（2）异常图像：在PET显像图上出现^{18}F-FDG分布异常浓聚（高代谢灶）或稀疏缺损（低代谢灶）即为异常图像。高代谢灶是指病灶的显像剂分布高于周围正常组织；低代谢灶是指病灶的显像剂分布低于周围正常组织；有时也可出现病灶的显像剂分布与周围正常组织相等。

3. ^{18}F-FDG PET/CT显像的临床应用

（1）肿瘤的良恶性鉴别诊断：肿瘤的良恶性鉴别是临床经常遇到的问题，CT、MRI等现代影像技术解剖结构清楚，有很高的空间分辨率，但是，有些病灶难以判定良恶性。^{18}F-FDG PET/CT显像可以从葡萄糖代谢角度提供病灶的生物学特征信息，为肿瘤的良恶性鉴别提供客观依据。

（2）肿瘤的分期：恶性肿瘤明确诊断以后，全面了解病变全身的累及范围，准确进行肿瘤分期是临床选择治疗方案的关键，直接影响病人的治疗决策、疗效和预后。由于恶性肿瘤的转移灶与原发灶具有相似的代谢特点，而且PET/CT检查注射一次^{18}F-FDG，就能方便地进行全身扫描，获得全身信息，不仅能检出原发病灶，而且能全面、直观地显示病变的全身累及范围，明确肿瘤的分期，为选择合理的治疗方案提供客观依据。

（3）评价疗效：恶性肿瘤对放疗、化疗有效的反应首先表现为代谢降低，肿瘤的增生减缓或停止，随后才出现肿瘤的体积缩小或消失。肿瘤^{18}F-FDG代谢显像提供的是葡萄糖代谢信息，可在治疗的早期显示肿瘤组织的代谢变化。因此，可以在CT或MRI出现病灶体积变化之前获得疗效信息，及时调整治疗方案，免除不必要的治疗，减少副作用，使病人收到最大的治疗效果。

（4）监测复发及转移：复发和转移是恶性肿瘤所具有的基本生物学特征，也是恶性肿瘤治疗后经常出现的问题。特别是恶性肿瘤治疗后随访发现肿瘤标志物增高时，^{18}F-FDG PET/CT全身显像对于发现复发及转移病灶具有重要意义。

（5）肿瘤残余和治疗后纤维组织形成或坏死的鉴别：恶性肿瘤经过手术、放疗、化疗以后，病灶局部出现的变化CT或MRI等像学检查有时难以鉴别是治疗后纤维瘢痕形成或坏死，还是肿瘤残余。^{18}F-FDG PET/CT显像在这方面具有明显的优势，因为残余肿瘤组织的代谢率明显高于治疗后形成的纤维瘢痕或坏死组织，PET/CT显像表现为^{18}F-FDG高摄取。

（6）寻找原发灶：原发灶不明转移癌是指经组织病理学确诊为转移癌，但病人无恶性肿瘤病史，并且经过临床体格检查、实验室检查、免疫组织化学、常规影像学等检查方法仍不能明确原发灶部位的恶性肿瘤。本病在临床上并不少见，约占所有癌症病人的3%~5%。恶性肿瘤的转移灶与原发灶具有相似的代谢特点，^{18}F-FDG PET/CT全身显像有利于恶性肿瘤原发灶的检出。

（7）指导临床活检：活检是指采用有创性方法（如穿刺、钳取或切取等）从病人体内获取病变组织，进行组织病理学检查的诊断技术，可获得病变的组织病理学诊断。^{18}F-FDG PET/CT全身显像可显示恶性肿瘤的原发灶及转移情况，PET/CT显像高代谢部位多为肿瘤细胞集中，而且增殖活跃的部位。同时有助于临床医师选择表浅、远离血管、神经等重要结构部位的高代谢病灶进行活检，容易获得正确诊断信息。

（8）指导放疗计划：放疗是一种肿瘤局部治疗方法，放疗追求的目标是最大限度地将放射剂量精确地分布到所要照射的靶区内，而且最大限度降低肿瘤靶区周围的正常组织的受照剂量，以获得最大治疗效益。适形放疗是一种新的放疗技术，即使放射高剂量的立体形态和肿瘤形态相适合，达到基本一致。适形放疗的关键是获得肿瘤在人体内的位置大小的三维分布信息，这主要是借助于各种断层影像手段，如CT、MRI、PET/CT等。因此适形放疗就是要获得三维重建图像并对肿瘤组织勾画三维分布的靶区，对靶区施加不同入射角度和线束的照射。

在临床实践中遇到的一个重要问题是如何确定靶区的位置和范围，CT和MRI主要提供了人体的解剖结构信息，因此在确定放疗靶区时大都是依靠CT图像来勾画解剖意义的分布靶区。PET/CT可以提供多种肿瘤生物学因素决定的治疗靶区内放射敏感性不同的区域，即生物靶区。

三、习题

（一）名词解释

1. 肿瘤阴性显像
2. 肿瘤阳性显像
3. Warburg效应
4. 肿瘤正电子显像
5. SUV
6. T/NT比值
7. TOF技术
8. 图像融合
9. 延迟显像
10. 亲肿瘤显像

（二）填空题

1. 核医学显像方法诊断肿瘤，依据肿瘤局部显像剂分布情况可分为______和______两类，对肿瘤诊断的敏感性_______不如_______。

2. PET显像剂主要包括_______、_______、_______、_______、_______、_______、_______，其中最常用的显像剂是_______。

3. ^{18}F-FDG是_______的类似物，静脉注射后，在_______的帮助下通过细胞膜进入细胞，细胞内的^{18}F-FDG在_______作用下磷酸化，生成_______，由于______与葡萄糖的结构不同（2-位碳原子上的羟基被^{18}F取代），不能进一步代谢，而且_______不能通过细胞膜而滞留在细胞内。在葡萄糖代谢平衡状态下，_______滞留量大体上与组织细胞_______消耗量一致，因此，^{18}F-FDG能反映体内_______的利用状况。

4. 氨基酸代谢显像诊断恶性肿瘤主要是基于两个方面的机制：一是肿瘤组织______高表达，使氨基酸进入肿瘤细胞的速度加快；二是肿瘤细胞增殖快，对氨基酸的______增加。^{11}C-蛋氨酸（^{11}C-methionine，^{11}C-MET）是临床应用较广泛的氨基酸显像剂，主要反映肿瘤细胞氨基酸的_______状态。

5. 胆碱通过特异性_______进入细胞，最终代谢为_______而整合到细胞膜上。恶性肿瘤增殖快、细胞膜成分代谢高，摄取胆碱增加。^{11}C-胆碱（^{11}C-choline，^{11}C-CH）主要反映细胞_______代谢水平，是较常用的胆碱代谢显像剂。

6. 绝大多数恶性肿瘤细胞具有高代谢特点，尤其是_______作用明显增强，因此，肿瘤细胞内可积聚大量^{18}F-FDG，经PET显像可显示肿瘤的部位、形态、大小、数量及肿瘤内的显像剂分布。

7. PET/CT检查前应禁食_______小时，禁喝_______，含有葡萄糖的静脉输液或静脉营养也须暂停________小时。

8. ^{18}F-FDG PET/CT显像的适应证有________、________、________、________、________、________、________和________。

9. ^{18}F-FDG显像属于糖代谢显像，一些急性感染病灶也会出现________改变，因此，可用于评价感染病灶。^{18}F-FDG显像在________定位，________存活估价等方面也有重要价值。

10. ^{18}F-FDG PET显像正常表现。^{18}F-FDG是葡萄糖的类似物，引入机体后在体内的分布与________在体内的摄取、利用等代谢过程分布基本一致。如葡萄糖为脑部的最主要能量来源，脑部摄取________；软腭和咽后壁可出现形态规整的对称性的________；双肺显像剂分布低而均匀；纵隔血池影________；肝脏及脾脏显像剂分布________，而且也比较均匀；^{18}F-FDG主要通过泌尿系排泄，因此，________、________及________可出现明显的显像剂浓聚；胃可出现生理性浓聚，腹部可见浓淡不均的肠影；全身其他部位轮廓及层次较清楚。

11. 在PET显像图上出现显像剂分布异常浓聚（高代谢灶）或稀疏缺损（低代谢灶）即为________图像。高代谢灶是指病灶的显像剂分布________周围正常组织；低代谢灶是指病灶的显像剂分布________周围正常组织。

12. 肝癌对^{18}F-FDG的摄取程度与肿瘤细胞的类型及分化程度有关，一般________及________的肝细胞癌对^{18}F-FDG高摄取，PET/CT显示为高代谢病灶；分化较好的肝细胞癌由于肿瘤细胞内含有一定水平的________，可将进入肿瘤细胞并经己糖激酶催化生成的6-磷酸-^{18}F-FDG水解，去掉6-磷酸生成________，^{18}F-FDG可通过细胞膜被肿瘤细胞清除，PET显像出现假阴性结果。

13. 肾癌对^{18}F-FDG的摄取差异较大，约有60%~70%表现为高代谢病灶，其余表现为________或________。这主要是因为肾癌多为透明细胞癌，透明细胞癌多为Ⅰ~Ⅱ级，肿瘤细胞膜________低表达，线粒体内________活性低；肿瘤细胞内________活性高，将进入肿瘤细胞并经己糖激酶催化生成的6-磷酸-^{18}F-FDG水解，去掉6-磷酸生成^{18}F-FDG，________可通过细胞膜被肿瘤细胞清除。因此，PET/CT显像出现假阴性结果。

14. 临床常用的亲肿瘤显像剂主要有________、________、________和________。

15. ^{18}F-FDG PET/CT显像在肿瘤残余和治疗后纤维组织形成或坏死的鉴别方面具有明显的优势，因为残余肿瘤组织的________明显高于治疗后形成的纤维瘢痕或坏死组织，PET/CT显像表现为________。

（三）单项选择题

【A1型题】

1. 显像剂在肿瘤组织内的摄取明显低于周围正常组织，此种显像是

A. 肿瘤阳性显像　B. 肿瘤阴性显像　C. 肿瘤早期显像

D. 肿瘤动态显像　E. 肿瘤局部显像

2. 肿瘤阳性显像的特点是

A. 病灶组织不显影　B. 病变组织接近正常组织

C. 正常组织不显影　D. 正常组织高于病变组织

E. 病灶部位的显像剂分布高于正常组织

3. ^{18}F-FDG PET/CT显像要求血糖水平原则上应低于
A. 5.9mmol/L B. 6.1mmol/L C. 10.1mmol/L
D. 11.1mmol/L E. 12.1mmol/L

4. 属于分子水平的核医学显像设备是
A. SPECT B. PET C. γ照相机
D. 液体闪烁计数器 E. 磁共振

5. PET显像使用的核素是
A. 单光子 B. 双光子 C. 正电子
D. 负电子 E. 负离子

6. 关于正电子放射性核素,下列选项正确的是
A. 多有较长的半衰期
B. 常探测其发射的方向相反能量各为511keV的2个γ光子
C. 可通过普通的γ相机理想探测
D. 适于普通SPECT
E. 使用高能探头探测

7. 有关PET显像的描述,**不正确**的是
A. PET是正电子发射型计算机断层显像仪的英文缩写
B. 它是核医学显像仪器
C. 显像原理是利用韧致辐射
D. 显像原理是利用湮没辐射
E. 显像的核素均为正电子核素

8. ^{18}F-FDG PET/CT肿瘤显像**不能**提供的资料是
A. 肿瘤的位置 B. 肿瘤的大小 C. 肿瘤的代谢
D. 肿瘤的病理类型 E. 肿瘤的形态

9. 属于正电子显像剂的是
A. ^{18}F-FLT B. ^{11}C-MET C. ^{18}F-FDG
D. ^{11}C-CH E. 以上都是

10. PET显像最常用的显像剂是
A. ^{18}F-FDG B. ^{11}C-MET C. ^{11}C-胆碱
D. ^{67}Ga E. ^{18}F-NaF

11. ^{18}F-FDG显像剂排泄是通过机体的
A. 消化系统 B. 肝胆系统 C. 呼吸系统
D. 泌尿系统 E. 生殖系统

12. ^{18}F-FDG PET显像发挥重要作用的方面是
A. 神经、内分泌、消化 B. 肿瘤、脑、心脏 C. 神经、心血管、骨骼
D. 呼吸、消化、血液 E. 呼吸、内分泌、血液

13. 下列说法正确的是
A. ^{18}F-FDG与葡萄糖具有完全相同的性质
B. ^{18}F-FDG能够在己糖激酶作用下转化为6-磷酸-^{18}F-FDG

C. ^{18}F-FDG的吸收与血糖水平无关
D. ^{18}F-FDG不被炎症病灶吸收
E. ^{18}F-FDG被肿瘤细胞特异性摄取

14. ^{18}F-FDG PET/CT显像时，说法**错误**的是
A. 恶性病灶糖代谢常高于良性病灶　B. 炎性灶可呈^{18}F-FDG高摄取
C. 活动性结核病灶可呈^{18}F-FDG阳性　D. 良性病变均不摄取^{18}F-FDG
E. 某些恶性病灶糖代谢不增高

15. 关于^{11}C-MET显像的说法**错误**的是
A. ^{11}C-MET为正电子显像剂
B. 在肿瘤显像中，^{11}C-MET可用于判定肿瘤组织氨基酸的合成速度
C. 脑胶质瘤对^{11}C-MET高摄取
D. ^{11}C-MET是临床上应用最广泛的氨基酸显像剂
E. ^{11}C-MET可用于SPECT显像

16. 关于PET/CT显像，正确的说法是
A. PET/CT显像时先进行PET扫描再进行CT扫描
B. ^{18}F-FDG PET显像时，一般注射显像剂后30分钟开始扫描
C. 任何病人都可以行PET/CT检查
D. PET/CT显像可以进行PET图像及CT图像同机融合
E. PET/CT采用棒源进行透射扫描

17. 下列有关^{18}F-FDG PET/CT显像的描述中，正确的是
A. 在CT及PET采集的全过程中均采用深呼吸
B. 上检查床前饮水目的是在快速清除泌尿系统的显像剂
C. 盆腹腔显像时可口服对比剂，对比剂必须是阳性对比剂
D. 单独进行脑3D采集时双手可以上举
E. 双时相显像的目的是在于鉴别病变的良恶性或生理性摄取

18. 关于^{18}F-FDG PET肿瘤显像方法，**错误**的是
A. 注射显像剂前至少禁食6小时
B. 注射显像剂前后至显像时，检查者应处于安静状态
C. 显像前排空膀胱
D. 显像前尽可能取下病人身上的金属等高密度物体
E. 以上均不是

19. 关于正常的^{18}F-FDG PET图像，说法**不正确**的是
A. 脑皮质一般表现为明显摄取
B. 心肌显影与血糖水平关系较大，一般血糖水平较高时，心肌多不显影
C. 胃肠道可出现浓淡不均的摄取
D. 肝脏及脾脏也可出现轻度摄取
E. 双肺显像剂分布低而均匀

20. ^{18}F-FDG PET定量指标SUV是指
A. T/NT摄取比值　B. 每克组织中的糖代谢率　C. 病灶区血流灌注值

D. 病灶区标准化摄取值　E. 病灶区葡萄糖代谢率

21. ^{18}F-FDG PET代谢显像的临床应用**不包括**

A. 肿瘤的早期诊断及分期　B. 肿瘤的复发监测及疗效评价

C. 乙型病毒性肝炎的诊断　D. 心肌细胞活性的测定

E. 癫痫病灶的定位

22. ^{18}F-FDG PET较难鉴别诊断的疾病是

A. 肺癌与肺活动性结核　B. 脑瘤放疗后纤维化与复发

C. 直肠癌与直肠息肉　D. 肝癌与肝囊肿

E. 肾癌与肾囊肿

23. 鉴别肿瘤治疗后瘢痕组织形成与复发最好的方法是

A. X线摄片　B. CT　C. ^{18}F-FDG PET/CT

D. B型超声　E. 多普勒超声

24. 下列病理类型的肺癌在^{18}F-FDG PET/CT显像上常表现为假阴性的是

A. 低分化腺癌　B. 鳞状细胞癌　C. 支气管肺泡癌

D. 小细胞肺癌　E. 黑色素瘤

25. ^{18}F-FDG PET显像诊断肺癌，常以SUV作为良恶性鉴别的参考标准，通常考虑为恶性的是

A. SUV≥3.0　B. SUV≥2.5　C. 2.0≤SUV<2.5

D. SUV<2.0　E. SUV≥3.5

26. ^{18}F-FDG PET/CT在恶性肿瘤的应用中，**不适用**的是

A. SPN的良恶性鉴别

B. 肿瘤转移灶的评估

C. 勾画放疗靶区，协助放疗计划的制订

D. 疗效评估

E. 高分化肝细胞癌的鉴别

27. 颅内转移最常见的原发肿瘤的部位是

A. 肝癌　B. 结直肠癌　C. 肺癌

D. 食管癌　E. 前列腺癌

28. 关于肺癌脑转移^{18}F-FDG PET/CT显像的说法，**错误**的是

A. 脑转移灶可表现为^{18}F-FDG高摄取

B. 部分脑转移灶可表现为显像剂缺损

C. ^{18}F-FDG PET/CT显像对脑转移灶检测优于增强MRI

D. 大多数脑转移灶为多发

E. 部分脑转移灶代谢可表现为与正常脑组织近似

29. ^{18}F-FDG PET/CT诊断脑胶质瘤正确的描述是

A. Ⅰ级胶质瘤多表现为^{18}F-FDG高摄取

B. Ⅱ级胶质瘤多表现为^{18}F-FDG高摄取

C. Ⅲ级胶质瘤多表现为^{18}F-FDG低摄取

D. Ⅳ级胶质瘤多表现为^{18}F-FDG高摄取

E. 以上均不正确

30. ^{18}F-FDG脑显像示病灶呈局限性低代谢区,可能是

A. 脑瘤复发　B. 瘢痕组织　C. 脑瘤残余
D. 放疗无效　E. 脑软化灶

31. 脑肿瘤放疗后坏死组织表现为

A. ^{18}F-FDG高摄取,^{201}Tl高摄取　B. ^{18}F-FDG高摄取,^{201}Tl低摄取
C. ^{18}F-FDG低摄取,^{201}Tl高摄取　D. ^{18}F-FDG低摄取,^{201}Tl低摄取
E. 以上均不正确

32. 以下有关脑肿瘤^{18}F-FDG显像的说法,正确的是

A. 脑肿瘤复发常表现为显像剂增高
B. 放疗和化疗效果明显者后期典型表现是局部显像剂浓聚
C. 瘢痕组织局部显像剂明显增加
D. 原发脑肿瘤典型表现为局部显像剂减低
E. 高级别胶质瘤多表现为显像剂减低

33. 有关颅内原发肿瘤,下列说法正确的是

A. 颅内原发肿瘤最常见的是胶质瘤,约占颅内肿瘤的40%~50%
B. 胶质瘤最常用的正电子显像剂是^{18}F-FDG和^{11}C-MET
C. 由于^{11}C-MET PET显像脑本底低,肿瘤边界显示较^{18}F-FDG PET显像清楚
D. ^{11}C-MET PET显像胶质瘤的T/NT比值高于^{18}F-FDG PET显像
E. 以上都正确

34. 探测鼻咽癌放疗后肿瘤病灶残留或复发最有效的影像手段是

A. X线摄片　B. B型超声　C. ^{18}F-FDG PET/CT
D. CT平扫　E. MRI

35. 关于^{18}F-FDG PET/CT显像诊断甲状腺癌,下列说法**错误**的是

A. 对于未分化癌^{18}F-FDG PET/CT显像表现为高代谢病灶
B. 甲状腺髓样癌阳性率约50%
C. 对于分化较好的其他病理类型甲状腺癌的诊断,^{18}F-FDG PET/CT显像易出现较多的假阴性
D. ^{18}F-FDG PET/CT显像对甲状腺癌诊断的灵敏度和特异性与肿瘤组织的病理类型无关
E. ^{11}C-胆碱在甲状腺癌的诊断中可弥补^{18}F-FDG的不足

36. 甲状腺癌^{131}I显像阴性,而^{18}F-FDG显像阳性,提示

A. 癌细胞分化程度高,预后好　B. 癌细胞分化程度低,预后差
C. 癌细胞碘代谢活跃　D. 癌细胞乏氧
E. 以上都正确

37. ^{18}F-FDG PET/CT显像在淋巴瘤诊治中的作用,下列说法**错误的**是

A. 指导淋巴瘤活检部位
B. 特异性鉴别淋巴瘤与淋巴结结核
C. 对侵袭性淋巴瘤病灶的诊断优于CT

D. 经治疗后淋巴瘤病灶^{18}F-FDG代谢降低先于体积缩小
E. ^{18}F-FDG PET/CT显像惰性淋巴瘤易出现假阴性

38. ^{18}F-FDG PET/CT显像在淋巴瘤诊断中出现假阳性的原因可能是
A. 淋巴结结核　B. 结节病
C. 化疗后胸腺出现增生摄取　D. 一周以内使用升白细胞的药物
E. 以上说法均正确

39. ^{18}F-FDG PET/CT乳腺肿瘤显像**不适用**的是
A. 乳腺癌的人群普查　B. 乳腺肿块良恶性的鉴别诊断
C. 乳腺癌分期　D. 乳腺癌疗效的监测
E. 乳腺癌再分期

40. 食管癌^{18}F-FDG PET/CT显像时，**不属于**产生假阳性的病例是
A. 小癌灶　B. 胃食管反流　C. Barrett食管
D. 放疗后食管炎　E. 食管平滑肌瘤

41. 胃癌^{18}F-FDG PET/CT显像时，下列说法正确的是
A. 胃癌好发于胃窦部小弯侧，所有的胃癌均表现为^{18}F-FDG摄取
B. 延迟显像有助于鉴别肿瘤病灶与生理性浓聚
C. 胃印戒细胞癌^{18}F-FDG均为高摄取
D. 胃黏液腺癌^{18}F-FDG均为高摄取
E. 以上说法均正确

42. 下列有关^{18}F-FDG PET/CT在肠道肿瘤显像的说法，**错误**的是
A. 肠道内见到显像剂浓聚，即可考虑为消化道恶性肿瘤
B. 对结肠癌术后复发的探测价值优于常规影像学检查
C. 对结肠癌肝转移的探测灵敏度较高
D. 结肠癌术后吻合口部位可见^{18}F-FDG浓聚的假阳性
E. 延迟显像有助于鉴别肿瘤病灶与生理性浓聚

43. 高分化肝细胞癌出现^{18}F-FDG PET显像假阴性的原因是
A. 肿瘤血供不丰富
B. 肿瘤细胞膜葡萄糖转运体-1表达水平高
C. 胞浆中己糖激酶水平高
D. 胞浆中葡萄糖-6-磷酸酶水平高
E. 胞浆中葡萄糖-6-磷酸酶水平低

44. 为减少高分化肝细胞癌^{18}F-FDG PET显像假阴性，拟进一步选用的正电子显像剂是
A. ^{11}C-乙酸盐　B. ^{11}C-MET　C. ^{18}F-NaF
D. ^{18}F-MISO　E. ^{11}C-TYR

45. 肾透明细胞癌出现^{18}F-FDG PET假阴性的原因是
A. 肿瘤血供不丰富
B. 肿瘤细胞膜葡萄糖转运体-1表达水平减低
C. 胞浆中己糖激酶水平高
D. 胞浆中葡萄糖-6-磷酸酶水平低

E. 胞浆中己糖激酶水平低

46. 下列肿瘤骨转移灶^{18}F-FDG PET显像易出现假阴性的是

A. 前列腺癌　B. 肺癌　C. 鼻咽癌

D. 乳腺癌　E. 胰腺癌

47. 下列有关^{18}F-FDG PET/CT在妇科肿瘤显像的说法错误的是

A. 可用于妇科肿瘤的分期及再分期

B. 子宫腔可出现生理性浓聚

C. 卵巢癌易出现腹膜转移

D. 子宫内膜癌增殖活跃，对^{18}F-FDG表现为高摄取

E. 卵巢内出现^{18}F-FDG高代谢病灶，即可以诊断卵巢癌

48. 关于^{18}F-FDG PET/CT显像诊断前列腺癌，下列说法错误的是

A. 低分化腺癌对^{18}F-FDG摄取较高

B. 高分化腺癌对^{18}F-FDG摄取较低

C. 前列腺癌骨转移灶的检出^{18}F-FDG PET优于SPECT全身骨扫描

D. 前列腺癌骨转移以成骨性改变较为多见，SPECT对其较为敏感

E. ^{11}C-胆碱在一定程度上有助于前列腺癌的诊断

49. 关于非^{18}F-FDG PET/CT代谢肿瘤显像剂，下列说法错误的是

A. ^{18}F-FMISO可反映肿瘤新生血管的生长状态

B. ^{18}F-FLT可监测肿瘤核苷酸代谢等生物学信息

C. ^{11}C-蛋氨酸可提供肿瘤蛋白质代谢信息

D. ^{11}C-胆碱主要反映细胞磷脂代谢水平

E. ^{18}F-胆碱亦可反映细胞磷脂代谢水平

50. 关于^{11}C-胆碱显像剂，下列说法错误的是

A. 主要反映细胞磷脂代谢水平　B. 血液清除快

C. 经泌尿系统排泄　D. 脑组织本底低

E. 经肝胆系统排泄

51. 关于^{11}C-蛋氨酸显像剂，下列说法错误的是

A. 主要反映肿瘤细胞氨基酸的转运　B. 脑组织本底低

C. 低级别脑胶质瘤对^{11}C-MET高摄取　D. 高级别脑胶质瘤对^{11}C-MET低摄取

E. 高级别脑胶质瘤对^{11}C-MET高摄取

52. 关于^{11}C-酪氨酸显像剂，下列说法错误的是

A. 在体内产生的组织代谢产物少，有利于量化蛋白质合成过程，获得肿瘤组织的蛋白合成率，量化肿瘤的氨基酸代谢率

B. 临床应用较广泛的氨基酸显像剂，主要反映肿瘤细胞氨基酸的转运状态

C. 可用于评价肿瘤的放化疗疗效，指导选择治疗方案

D. 有助于肿瘤组织与炎症或其他糖代谢旺盛病灶的鉴别

E. 与^{18}F-FDG联合应用可弥补^{18}F-FDG的不足，提高肿瘤的鉴别能力

53. 关于^{11}C-乙酸盐显像剂，下列说法错误的是

A. 能反映心肌细胞的三羧酸循环流量，与心肌氧耗量成正比，可用于估测心肌活力

B. 乙酸盐可以进入肿瘤组织的脂质池中进行低氧代谢和脂质合成
C. 可作为β氧化的代谢底物
D. 可以作为脂肪酸、氨基酸和类固醇的前体
E. ^{11}C-乙酸盐可用于肿瘤显像，特别是对于低分化肝细胞癌及肾癌的诊断具有重要价值

54. 关于^{18}F-NaF显像剂，下列说法错误的是
A. ^{18}F-NaF是一种亲骨性代谢显像剂
B. ^{18}F离子可与骨骼中的羟基磷灰石晶体中的羟基交换而沉积在骨骼中使全身骨骼显影
C. 积聚的量与骨骼局部血流量及骨代谢更新的活跃程度有关
D. 只有溶骨性病变，才有^{18}F-NaF积聚
E. ^{99m}Tc-MDP和^{18}F-NaF的成像机制有一些不同

55. 下列一般不能作为亲肿瘤显像剂的是
A. ^{99m}Tc-MIBI　B. ^{99m}Tc(Ⅴ)-DMSA　C. ^{67}Ga
D. ^{99m}Tc-DTPA　E. ^{201}Tl

56. 关于^{99m}Tc-MIBI显像原理错误的是
A. ^{99m}Tc-MIBI是水溶性带有正电荷的化合物
B. ^{99m}Tc-MIBI经被动弥散通过细胞膜进入细胞，由线粒体膜内负电荷的吸引作用进入线粒体
C. 影响肿瘤细胞聚集^{99m}Tc-MIBI的因素有肿瘤组织细胞类型、血流灌注、肿瘤细胞的增殖活力等
D. ^{99m}Tc-MIBI显像可反映肿瘤组织内细胞膜P糖蛋白的水平，可预测肿瘤细胞多药耐药的发生及化疗效果
E. 细胞内的^{99m}Tc-MIBI约90%浓聚于线粒体内

57. ^{99m}Tc-MIBI被细胞摄取后，主要沉积在
A. 线粒体内　B. 溶酶体内　C. 核内
D. 高尔基体　E. 核糖体

58. ^{99m}Tc-MIBI肿瘤显像的机制是
A. 细胞膜主动转移　B. 无氧酵解
C. 特异性铁蛋白受体作用　D. 膜两侧电位差
E. 有氧氧化

59. 甲状腺癌术后发现甲状腺区域肿块，考虑为肿瘤复发可能性大的为
A. ^{99m}Tc-MIBI阳性，^{99m}Tc O_4^-显像冷结节
B. ^{99m}Tc-MIBI阳性，^{99m}Tc O_4^-显像温结节
C. ^{99m}Tc-MIBI阴性，^{99m}Tc O_4^-显像热结节
D. ^{99m}Tc-MIBI阴性，^{99m}Tc O_4^-显像温结节
E. 以上均不是

60. 关于^{18}F-MISO显像，下列说法正确的是
A. ^{18}F-MISO属于正电子显像剂

B. ^{18}F-MISO是一种乏氧显像剂
C. ^{18}F-MISO PET显像可用于鼻咽癌放疗效果的预测
D. 对于^{18}F-MISO PET/CT显像阳性部位的肿瘤组织，在适形调强放疗时，局部增加放射剂量可提高疗效
E. 以上说法均正确

61. 关于^{18}F-胆碱显像剂，下列说法**错误**的是
A. ^{18}F-胆碱属于正电子显像剂
B. ^{18}F-胆碱半衰期短，使用不方便
C. ^{18}F-胆碱在体内的代谢特性及磷酸化速率与^{11}C-胆碱相似
D. 在中高分化肝细胞癌及甲状腺癌的诊断中可弥补^{18}F-FDG的不足
E. ^{18}F-胆碱经尿液排泄

62. 关于^{99m}Tc-MIBI显像剂，下列说法**错误**的是
A. 作为心肌血流灌注显像剂用于评价局部心肌血流量，区分心肌缺血和梗死
B. 最初，^{99m}Tc-MIBI是核医学重要的心肌代谢显像剂
C. 大量的临床及实验研究证实，除了心肌以外一些恶性肿瘤组织细胞对^{99m}Tc-MIBI也有较高的摄取
D. ^{99m}Tc-MIBI主要通过肝胆及泌尿系统排泄
E. 细胞内的^{99m}Tc-MIBI约90%浓聚于线粒体内

63. 关于^{99m}Tc-MIBI显像方法，下列说法正确的是
A. 受检者无须特殊准备
B. 静脉注射^{99m}Tc-MIBI 740~1110MBq（20~30mCi），注射点应当选择在疑有或确定病灶的对侧肘前静脉注射
C. 若怀疑双侧病灶时，可经足背静脉注射
D. 注射后10~20分钟采集早期相，2~3小时进行延迟显像
E. 以上说法均正确

64. 关于^{99m}Tc-MIBI正常影像，下列说法**错误**的是
A. 早期相双侧甲状腺显影模糊，延迟相甲状腺、头颈部、双侧上肢、腋窝、胸部、腹部、盆腔及双侧下肢显影清晰
B. 双肺^{99m}Tc-MIBI分布低而均匀，两肺之间纵隔显影，心肌摄取^{99m}Tc-MIBI显影清晰，双侧乳腺影对称，显像剂分布均匀，有时可见乳头浓聚影
C. 早期相肝脏摄取高，胆囊内^{99m}Tc-MIBI聚集明显
D. 肾脏及膀胱^{99m}Tc-MIBI浓聚程度较高
E. 脾脏、肠道显影，骨骼浓聚程度较低

65. 关于^{99m}Tc-MIBI异常影像，下列说法正确的是
A. 在正常^{99m}Tc-MIBI高摄取部位以外见到异常浓聚影属于异常
B. 或于CT显像所见的肿物部位见^{99m}Tc-MIBI高摄取即属于异常
C. 对于异常高摄取部位要注意分析早期相与延迟相^{99m}Tc-MIBI浓聚的动态变化
D. 延迟相病灶部位的浓聚程度较早期相降低或浓聚影消失提示良性病变的可能
E. 以上说法均正确

【A2型题】

66. 女,72岁。咳嗽、咳痰1个月余,无发热、盗汗,否认结核病史。查体:右颈部锁骨上触及花生米大小淋巴结,右上肺呼吸音低,余无阳性体征。肺部CT右上肺前段可见一0.7cm×1.0cm结节,无分叶、毛刺及胸膜牵拉征。痰找抗酸杆菌及找癌细胞均阴性。遂行^{18}F-FDG PET/CTT显像,示右上肺结节及右颈部淋巴结显像剂分布异常浓聚,在肺部结节的鉴别诊断中,需排除的假阳性因素有

A. 真菌感染　　B. 结核球　　C. 嗜酸性肉芽肿
D. 炎性假瘤　　E. 以上均是

67. 女,43岁。体检时CT发现右肺中叶内侧段1.0cm×1.2cm结节,无分叶及毛刺征,邻近无胸膜牵拉征。无咳嗽、咳痰及咯血,无畏寒、发热及盗汗。既往有糖尿病史,否认结核病史。一直从事会计工作。查体:体温36.6℃,呼吸18次/分。血常规:WBC 6.2×10^9/L,N 61.4%,L 25.6%,PPD(1∶2000)试验:(-),ESR 35mm/L,血CEA 57.9μg/L,NSE 7.5μg/L。全身^{18}F-FDG PET/CT示右中肺结节显像剂分布异常浓聚,SUV_{max}为5.6,全身其余部位显影未见异常,诊断可能性最大的是

A. 肺鳞状细胞癌　　B. 肺腺癌　　C. 小细胞肺癌
D. 炎性肉芽肿　　E. 结核球

68. 女,42岁。反复低热并盗汗2个月。查体:左颈部锁骨上可及一3.0cm×3.5cm包块,无压痛,双侧腋窝多发肿大淋巴结。血常规无异常。B超示脾大,腹膜后、髂内外及双侧腹股沟区多发肿大淋巴结。TB-Ab阴性。肿瘤标志物蛋白芯片C12均在正常水平。左颈部锁骨上包块穿刺细胞学示炎性病变,遂行抗感染治疗4周,效果不显,仍低热并伴消瘦。全身^{18}F-FDG PET/CT显像示左颈部锁骨上、双侧腋窝、腹膜后、髂内外及双侧腹股沟多发淋巴结显像剂分布异常浓聚,SUV_{ave} 2.3~4.7,SUV_{max} 3.5~8.9,脾大伴显像剂分布散在性浓聚,SUV_{ave} 3.8,SUV_{max} 5.3;全身其余部位未见异常。该病人初步诊断为

A. 淋巴结结核　　B. 淋巴结炎　　C. 恶性淋巴瘤
D. 白血病　　E. 淋巴结转移性病变

69. 男,42岁。体检时B超发现肝内多发实质占位性病变,无寒战、高热等症状,否认乙肝、肝硬化及血吸虫病史。查体:肝肋下未扪及,Hb 105g/L,WBC 5.3×10^9/L,血AFP 6.1μg/L,CEA 2.5μg/L,SCC-Ag 121.5μg/L。血囊虫、弓形虫、血吸虫及绦虫抗体均阴性。全身^{18}F-FDG PET/CT显像示:肝内多发低密度影显像剂分布异常浓聚,SUV_{ave} 3.6~5.2,SUV_{max} 4.5~8.6,双肺胸膜下多发小结节,结节未见显像剂分布异常浓聚,食管胸下段可见一长约3cm显像剂分布异常浓聚影,SUV_{ave} 4.9,SUV_{max} 6.5。首先考虑的诊断是

A. 肝癌伴双肺及食管转移
B. 肺癌伴肝脏及食管转移
C. 食管癌伴双肺及肝脏转移
D. 食管癌伴肝脏转移,双肺多发炎性肉芽肿
E. 肝脏多发脓肿,食管炎,双肺多发炎性肉芽肿

70. 女,51岁。左下肢跛行1周,无低热、盗汗、咳嗽,否认结核病史。查体:意识清晰,血压110/72mmHg,口角无歪斜,四肢肌张力及动脉搏动无异常。X线示左股骨中段骨质

破坏。颅脑MRI(－), Hb 90g/L,白细胞8.3×10^9/L,其中N 67%, L 32%, TB-Ab(－), ESR 23mm/h,血CEA 62.6μg/L, SCC-Ag、NSE及Cyfra211水平正常。^{18}F-FDG PET/CT全身显像示:左股骨中段骨质破坏伴显像剂分布异常浓聚;左下肺前基底段见一1.0cm×1.2cm结节,显像剂分布异常浓聚, SUV_{ave} 3.5, SUV_{max} 5.6;纵隔及左肺门淋巴结显像剂分布异常浓聚。诊断可能性最大的是

A. 左股骨骨肉瘤伴左下肺、纵隔及左肺门淋巴结转移

B. 左肺癌伴纵隔及左肺门淋巴结、左股骨转移

C. 左肺结核伴纵隔、左肺门结核性淋巴结炎及左股骨结核

D. 左肺癌伴纵隔及左肺门淋巴结,左股骨慢性骨髓炎

E. 左下肺炎性肉芽肿,纵隔及左肺门淋巴结炎,左股骨骨髓炎

71. 女,72岁。咳嗽、咳痰1个月余,无发热、盗汗,否认结核病史。查体:右颈部锁骨上触及花生米大小淋巴结,右上肺呼吸音低,余无阳性体征。肺部CT右上肺前段可见一0.7cm×1.0cm结节,无分叶、毛刺及胸膜牵拉征,痰找抗酸杆菌及找癌细胞均阴性。遂行^{18}F-FDG PET/CT显像,示右上肺结节及右颈部淋巴结显像剂分布异常浓聚。下述有关^{18}F-FDG PET/CT显像结果的叙述,**不正确**的是

A. 恶性肿瘤分化越好,FDG摄取相对越多

B. 心肌可显影,亦可不显影

C. 正常消化道可出现^{18}F-FDG PET/CT生理性摄取

D. 肺部病变如嗜酸性肉芽肿、活动性结核等可呈假阳性结果

E. 肌肉活动或肌紧张可致局部软组织显像剂分布增加

72. 女,40岁。发现右乳肿物1周,查右乳肿块1.5cm×1.0cm,质硬,活动差,无红肿、压痛,右锁骨上窝及一1.0cm×1.2cm结节,质中等,无压痛。无畏寒、发热,无低热、盗汗。该病人接受核医学检查方法,临床拟行乳腺^{99m}Tc-MIBI显像,示右乳及右锁骨上窝早期相及延迟相均呈局灶性异常浓聚。对上述征象的正确解读可能性最大的是

A. 右乳腺炎伴右颈部锁骨上淋巴结炎

B. 右乳腺结核及右颈部锁骨上淋巴结结核

C. 右乳腺癌伴右颈部淋巴结转移

D. 右乳腺纤维腺瘤,右颈部锁骨上淋巴结炎

E. 右乳腺囊性增生病,右颈部锁骨上淋巴结炎

73. 女,42岁。右乳癌术后2年。1个月前右颈部锁骨上触及一包块。查体:右颈部锁骨上触及一约1.0cm×1.5cm淋巴结,无压痛。心肺检查(－)。多次查血CA-153水平,呈进行性升高, PPD试验:(－)。拟行^{99m}Tc-MIBI亲肿瘤显像以进一步评估右颈部包块性质。该病人行^{99m}Tc-MIBI双时相显像,并计算右颈部包块滞留指数(RI)以评估其性质,计算RI的公式是

A. 延迟相比值(T/NT)/早期相比值(T/NT)

B. [延迟相比值(T/NT)-早期相比值(T/NT)]/早期相比值(T/NT)

C. [延迟相比值(T/NT)-早期相比值(T/NT)]/延迟相比值(T/NT)

D. [早期相比值(T/NT)-延迟相比值(T/NT)]/早期相比值(T/NT)

E. [早期相比值(T/NT)-延迟相比值(T/NT)]/延迟相比值(T/NT)

【B型题】

（74~77题共用备选答案）

A. 细胞膜主动转移　　B. 细胞膜被动扩散　　C. 膜两侧电位差

D. 特异铁蛋白受体作用　　E. 无氧酵解

74. ^{201}TI肿瘤显像的机制是

75. ^{99m}Tc-MIBI肿瘤显像的机制是

76. ^{67}Ga肿瘤显像的机制是

77. ^{18}F-FDG肿瘤显像的机制是

（78~81题共用备选答案）

A. ^{99m}Tc-MIBI　　B. ^{18}F-FDG　　C. ^{18}F-MISO

D. ^{18}F-NaF　　E. ^{18}F-胆碱

78. 肿瘤糖代谢显像剂

79. 肿瘤胆碱代谢显像剂

80. 亲骨性代谢显像剂

81. 亲肿瘤显像剂

（四）简答题

1. 简述^{18}F-FDG PET显像诊断恶性肿瘤的原理。

2. 简述^{18}F-FDG PET/CT肿瘤显像的临床适应证。

3. ^{18}F-FDG PET/CT显像前受检者如何进行准备？

4. 简述正常的^{18}F-FDG PET图像表现。

5. 试述氨基酸PET显像诊断恶性肿瘤的机制。

6. 试述^{11}C-胆碱PET显像诊断恶性肿瘤的机制。

7. 在PET/CT检查前采集病史应当包括哪些内容？

8. 在PET/CT图像分析中应注意哪些问题？

9. 简述应用^{99m}Tc-MIBI显像诊断恶性肿瘤的原理及临床应用。

10. 简述正常^{99m}Tc-MIBI图像表现。

（五）病例讨论题

1. 病例A

男，64岁。因上腹部疼痛行CT检查，提示结肠肝区占位性病变，肝弥漫性病变、腹膜后区占位。肿瘤标志物未查。为明确腹痛原因，申请PET/CT检查，检查结果如文末彩色插图6-1所示。

请分析：

（1）^{18}F-FDG PET/CT影像主要特点。

（2）^{18}F-FDG PET/CT影像诊断。

2. 病例B

男，43岁。发现肝脏占位5年，呈增大趋势。AFP进行性增高，最近一次AFP 432μg/ml。增强CT提示肝右后叶小结节；肝左叶外生性肿块。MRI提示肝右后叶占位，呈长T_1长T_2信号，增强扫描动脉期轻度强化，门脉期及静脉期病灶强化程度下降，考虑小肝癌（文末彩色插图6-2红箭头）；肝左外叶占位，呈长T_1长T_2信号，增强扫描动脉期边缘强化，随时间延长向中心强化，考虑海绵状血管瘤（文末彩色插图6-2白箭头）；为明确肝占位性质行^{18}F-FDG PET/CT检查（文末彩色插图6-3），隔天行^{11}C-胆碱PET/CT显像，见文末彩色插图6-4。

请分析：

（1）^{18}F-FDG及^{11}C-胆碱PET/CT影像主要特点。

（2）肝左叶及肝右后叶两个病灶的PET/CT影像诊断。

（3）^{18}F-FDG PET/CT影像在肝占位诊断的主要缺点是什么？可以用什么显像剂弥补？

四、参考答案

（一）名词解释

1. 肿瘤阴性显像： 是利用显像剂能选择性聚集于体内特定脏器和组织实质细胞，肿瘤组织细胞丧失或降低了正常脏器组织细胞的功能，不能摄取或很少摄取显像剂，显像图上肿瘤部位显示显像剂分布稀疏或缺损，也称“冷区”。肿瘤阴性显像属于非特异性检查方法，同时因为肿瘤组织周围有正常组织包绕，影响了检查效果，对肿瘤的诊断不如肿瘤阳性显像敏感。

2. 肿瘤阳性显像： 是利用显像剂能被肿瘤细胞摄取和聚集，而正常组织细胞摄取很少或不摄取显像剂，显像图上肿瘤部位呈现异常显像剂浓聚区，也称“热区”，而正常组织不显影或显影很淡。肿瘤阳性显像包括肿瘤代谢显像、亲肿瘤显像及放射免疫显像等。

3. Warburg效应： 葡萄糖代谢是细胞的主要能量来源，正常细胞主要通过葡萄糖的有氧氧化磷酸化供能，在缺氧环境下则以糖酵解为主。然而肿瘤细胞的能量代谢具有明显不同的特点，即使在有氧条件下，肿瘤细胞仍以糖酵解的方式提供能量，而不是采用高效产生ATP的氧化磷酸化方式，有氧糖酵解是恶性肿瘤细胞能量代谢的主要特点。

4. 肿瘤正电子显像： 正电子发射型电子计算机断层（positron emission computed tomography，PET）是利用^{11}C、^{13}N、^{15}O、^{18}F等正电子核素标记或合成相应的显像剂，引入机体后定位于靶器官，这些核素在衰变过程中发射正电子，这种正电子在组织中运行很短距离后，即与周围物质中的电子相互作用，发生湮没辐射，发射出方向相反、能量相等（511keV）的两个γ光子。PET显像是采用一系列成对的互成180° 排列并与符合线路相连的探测器来探测湮没辐射光子，从而获得机体正电子核素的断层分布图，显示病变的位置、形态、大小、代谢和功能，对疾病进行诊断。

5. SUV： 是Standardized Uptake Value的缩写，可翻译为标准化摄取值。SUV的计算是根据病人的实际给药活度、体重以及病灶局部的放射性浓度计算获得。即SUV=单位体积病灶的放射性活度（MBq/CC）/注射活度（MBq）/体重（g）。

6. T/NT比值： 肿瘤/非肿瘤（tumour/non tumour）或靶/非靶（target/non target）组织摄取比值，通常以病灶对侧或邻近组织为对照，计算肿瘤组织与非肿瘤或靶与非靶组织摄取比值。

7. TOF技术： 是time of flight的缩写，译为中文为飞行时间技术。TOF技术是PET在探测到一对γ光子时，能精确探测出两个光子达到两个探测器的时间差，根据光子的飞行速度，精确计算出湮灭事件在符合线上的位置。也就是可以直接确定体内湮灭事件发生的位置，得到湮灭事件发生位置的直接分布图像，因此，获得的PET图像清晰，噪声低。

8. 图像融合: 是将PET和CT两种不同图像经过变换处理使它们的空间位置坐标相匹配,图像融合处理系统利用PET和CT各自成像的特点对两种图像进行空间配准与结合,将PET和CT图像数据合成为单一图像。在融合图像中,通常CT以灰阶,PET的显像剂分布以伪彩色显示,以便更清楚地突出病灶。图像融合是PET/CT的核心。PET/CT图像融合属于同机融合(也称硬件融合),具有相同的定位坐标系统,病人在相同体位条件下进行PET/CT同机采集,避免了不同扫描床引起的移位所造成的误差。图像融合也有非同机图像融合,也称软件融合。

9. 延迟显像: 是相对于早期显像而言,是指在早期显像后经过一定的时间间隔进行的显像检查。显像剂不同,延迟显像的时间点不同,^{18}F-FDG一般选在早期显像后1.5~2.0小时进行。通过比较早期显像与延迟显像病灶内^{18}F-FDG积聚量的增减,分析组织脏器及病灶对^{18}F-FDG的代谢、清除速率等,为肿瘤良恶性的鉴别诊断提供依据,也有助于胃肠道生理性浓聚与肿瘤的鉴别。

10. 亲肿瘤显像: 属于核医学传统的肿瘤影像学诊断方法,其原理是利用某些肿瘤阳性显像剂在肿瘤中非特异性聚集的特性诊断肿瘤,该显像方法由于缺乏肿瘤组织学特异性,因此称为肿瘤非特异性显像。亲肿瘤显像常用的显像剂包括:^{67}Ga(枸橼酸镓,^{67}Ga-citrate)、^{201}Tl(^{201}TlCl)、^{99m}Tc-吡哆醛-5-甲基色胺酸(^{99m}Tc-PMT)、^{99m}Tc(Ⅴ)-DMSA及^{99m}Tc-MIBI等。

(二)填空题

1. 肿瘤阴性显像　肿瘤阳性显像　肿瘤阴性显像　肿瘤阳性显像

2. ^{18}F-FDG　氨基酸　^{11}C-乙酸盐　核苷酸类　胆碱　乏氧显像剂　肿瘤受体显像剂　细胞凋亡显像剂　Na^{18}F　^{18}F-FDG

3. 葡萄糖　葡萄糖转运蛋白　己糖激酶(hexokinase) 6-PO_4-18F-FDG　6-PO_4-^{18}F-FDG　6-PO_4-^{18}F-FDG　6-PO_4-^{18}F-FDG　葡萄糖　葡萄糖利用状况

4. 氨基酸转运体　需求量　转运

5. 转运载体　磷脂酰胆碱　磷脂

6. 糖酵解

7. 4~6　饮料　4~6

8. 肿瘤的临床分期　评价疗效　肿瘤的良恶性鉴别诊断　监测复发及转移　肿瘤残余和治疗后纤维组织形成或坏死的鉴别　寻找原发灶　指导临床活检　指导放疗计划　非肿瘤学应用

9. 高代谢　致痫灶　心肌

10. 葡萄糖　较高　生理性浓聚　较浓　稍高　双肾　双侧输尿管　膀胱

11. 异常　高于　低于

12. 胆管细胞癌　分化程度低　葡萄糖-6-磷酸酶　^{18}F-FDG

13. 等摄取　低摄取　Glut-1　己糖激酶　葡萄糖-6-磷酸酶　^{18}F-FDG

14. ^{67}Ga　^{201}Tl　^{99m}Tc-PMT　^{99m}Tc-DMSA　^{99m}Tc-MIBI

15. 代谢率　^{18}F-FDG高摄取

(三)选择题

【A1型题】

1. B　2.E　3. D　4. B　5. C　6. B　7. C　8. D　9. E　10.A

11. D　12. B　13. B　14. D　15. E　16. D　17. E　18. E　19. B　20. D
21. C　22. A　23. C　24. C　25. B　26. E　27. C　28. C　29. E　30. B
31. D　32. A　33. E　34. C　35. D　36. B　37. B　38. E　39. A　40. A
41. B　42. A　43. D　44. A　45. B　46. A　47. E　48. C　49. A　50. C
51. D　52. B　53. E　54. D　55. D　56. A　57. A　58. D　59. A　60. E
61. B　62. B　63. E　64. A　65. E

【A2型题】

66. E　67. B　68. C　69. C　70. B　71. A　72. C　73. B

【B型题】

74. A　75. C　76. D　77. E　78. B　79. E　80. D　81. A

（四）简答题

1. 简述^{18}F-FDG PET显像诊断恶性肿瘤的原理。

答：^{18}F-FDG是葡萄糖的类似物，静脉注射后，^{18}F-FDG在葡萄糖转运蛋白的帮助下通过细胞膜进入细胞，细胞内的^{18}F-FDG在己糖激酶作用下磷酸化，生成6-PO_4-^{18}F-FDG，由于6-PO_4-^{18}F-FDG与6-PO_4-葡萄糖的结构不同（2-位碳原子上的羟基被^{18}F取代），不能进一步代谢，而且6-PO_4-^{18}F-FDG不能通过细胞膜而滞留在细胞内。在葡萄糖代谢平衡状态下，6-PO_4-^{18}F-FDG滞留量大体上与组织细胞葡萄糖消耗量一致，因此，^{18}F-FDG能反映体内葡萄糖利用状况。绝大多数恶性肿瘤细胞具有高代谢特点，尤其是糖酵解作用明显增强，因此，肿瘤细胞内可积聚大量^{18}F-FDG，经PET显像可显示肿瘤的部位、形态、大小、数量及肿瘤内的显像剂分布。同时肿瘤细胞的原发灶和转移灶具有相似的代谢特性，一次注射^{18}F-FDG就能方便地进行全身显像，^{18}F-FDG PET全身显像对于了解肿瘤的全身累及范围具有独特价值。

2. 简述^{18}F-FDG PET/CT肿瘤显像的临床适应证。

（1）肿瘤的临床分期；
（2）评价疗效；
（3）肿瘤的良、恶性鉴别诊断；
（4）监测复发及转移；
（5）肿瘤残余和治疗后纤维组织形成或坏死的鉴别；
（6）寻找原发灶；
（7）指导临床活检；
（8）指导放疗计划。

3. ^{18}F-FDG PET/CT显像前受检者如何进行准备？

（1）了解有无怀孕、哺乳或其他放射性核素检查禁忌；

（2）检查前应禁食4~6小时，禁喝饮料，含有葡萄糖的静脉输液或静脉营养也须暂停4~6小时。

（3）PET/CT检查对比剂的应用，对怀疑有胃肠道及盆腹部病变的病人，显像前可常规口服阳性或阴性对比剂；对于怀疑有肝脏、肾脏及头颈部肿瘤的病人，可使用静脉对比剂。在静脉注射对比剂之前，应了解病人的含碘对比剂过敏史；对于糖尿病病人应当了解二甲双胍治疗史；对于肾脏疾病病人，如果血浆肌酐水平高于2.0mg/dl时则不应使用静脉对比剂。对于盆腹腔病变，可口服对比剂，有助于区分胃肠道影像。

（4）测量身高、体重。

（5）测定血糖浓度，血糖水平在显像药物注射前＜12.0mmol/L；如果血糖过高可使用胰岛素调整后再进行检查。

（6）注射显像剂前平静休息10~15分钟。

（7）建立静脉三通管道，检查通畅后，注入显像剂。注射时防止注射点显像剂外漏，以免影响显像结果及定量分析。

（8）对于脑显像，^{18}F-FDG注射前应封闭视、听10~15分钟；随后病人应在避光安静的房间里休息。

（9）对于全身显像，注射显像剂后在安静、避光的房间平卧休息45~60分钟，以使显像剂在体内代谢达到平衡。在此期间应尽量避免肌肉紧张，以免出现肌肉生理性浓聚影，干扰诊断。

（10）显像前尽量排空膀胱尿液，尽量减少尿液显像剂对盆腔病变检出的影响。

（11）显像前尽可能取下病人身上的金属物体。

（12）应急情况下，如运动、紧张或寒冷等刺激可造成受检者机体处于应急状态，出现肌肉紧张、脂肪动员等生理性反应。病人注射显像剂后的休息房间温度应该控制在约24~26℃，注意保暖；注射显像药物前后应避免肌肉过度运动（如频繁说话、嚼口香糖等），必要时可给予5~10mg地西泮减少肌肉摄取。

4. 简述正常的^{18}F-FDG PET图像表现。

^{18}F-FDG是葡萄糖的类似物，引入机体后在体内的分布与葡萄糖在体内的摄取、利用等代谢过程分布基本一致。如葡萄糖为脑部的最主要能量来源，脑部摄取较高；软腭和咽后壁可出现形态规整的对称性的生理性浓聚；双肺显像剂分布低而均匀；纵隔血池影较浓；肝脏及脾脏显像剂分布稍高，而且也比较均匀；^{18}F-FDG主要通过泌尿系排泄，因此，双肾、双侧输尿管及膀胱可出现明显的显像剂浓聚；胃可出现生理性浓聚，腹部可见浓淡不均的肠影；全身其他部位轮廓及层次较清楚。

5. 试述氨基酸PET显像诊断恶性肿瘤的机制。

氨基酸代谢显像诊断恶性肿瘤主要是基于两个方面的机制：一是肿瘤组织氨基酸转运体高表达，使氨基酸进入肿瘤细胞的速度加快；二是肿瘤细胞增殖快，对氨基酸需求量增加。如，^{11}C-蛋氨酸（^{11}C-methionine，^{11}C-MET）是临床应用较广泛的氨基酸显像剂，主要反映肿瘤细胞氨基酸的转运状态，临床多用于恶性肿瘤的鉴别诊断及放化疗疗效监测，特别对脑胶质瘤意义更大。^{11}C-酪氨酸（^{11}C-tyrosine，^{11}C-TYR）在体内产生的组织代谢产物少，有利于量化蛋白质合成过程，获得肿瘤组织的蛋白合成率，量化肿瘤的氨基酸代谢率。可用于评价肿瘤的放化疗疗效，指导选择治疗方案。氨基酸显像有助于肿瘤组织与炎症或其他糖代谢旺盛病灶的鉴别。与^{18}F-FDG联合应用可弥补^{18}F-FDG的不足，提高肿瘤的鉴别能力。

6. 试述^{11}C-胆碱PET显像诊断恶性肿瘤的机制。

胆碱（choline）通过特异性转运载体进入细胞，最终代谢为磷脂酰胆碱而整合到细胞膜上。恶性肿瘤增殖快，细胞膜成分代谢高，摄取胆碱增加。胆碱在肿瘤细胞内磷酸化后被滞留在细胞内，并且参与细胞的增殖与分化的调节。^{11}C-胆碱（^{11}C-choline，^{11}C-CH）主要反映细胞磷脂代谢水平，是较常用的胆碱代谢显像剂。

7. 在PET/CT检查前采集病史应当包括哪些内容？

（1）了解有无糖尿病史、药物过敏史、是否空腹，最近有无感染等；

（2）详细了解病史，包括恶性肿瘤的部位、病理类型、诊断和治疗的时间（活检、外科手术、放疗、化疗、骨髓刺激剂及类固醇的使用情况等）和目前的治疗情况；

（3）了解图像采集期间病人能否静卧，能否将手臂举过头顶，有无幽闭恐惧症史等。

8. 在PET/CT图像分析中应注意哪些问题？

PET图像中包含了大量的功能代谢信息，大多数功能信息对诊断有帮助，但也有部分信息存在诱导错误诊断的可能。因此，在进行图像分析时要注意加以鉴别。^{18}F-FDG显像很多生理、病理及其他因素都会影响PET/CT显像结果，如体位不适、肌肉紧张可出现相应部位肌肉生理性浓聚，声、光刺激可引起大脑相应功能区代谢增高，精神紧张及寒冷刺激可引起棕色脂肪^{18}F-FDG高摄取，胃肠道蠕动可引起胃肠道^{18}F-FDG高摄取，女性月经周期子宫及卵巢可出现生理性浓聚，尿液放射性可对泌尿系及盆腔病灶产生影响；糖尿病高血糖病人可降低病灶对^{18}F-FDG的摄取；大量使用胰岛素可出现全身肌肉的^{18}F-FDG高摄取，化疗药物或其他药物可引起骨髓及胸腺^{18}F-FDG高摄取；由于炎性病变内的淋巴细胞、单核细胞等炎症细胞^{18}F-FDG高摄取，可导致感染、活动性结核、肉芽肿、炎性增生及一些良性肿瘤等表现为^{18}F-FDG高摄取；另外，某些恶性肿瘤，如低级别脑胶质瘤、高分化肝细胞癌、少部分肾脏透明细胞癌、黏液腺癌、印戒细胞癌、肺泡癌、少部分高分化腺癌等^{18}F-FDG摄取不高，易出现假阴性结果。一些生理性因素应尽量避免，如检查前让病人做好准备，使病人处于符合PET/CT检查需要的状态；对于一些难以避免的影响因素在图像分析时注意加以鉴别，必要时可采用药物干预。特别应当重视同机CT提供的诊断信息，结合临床对PET和CT两种影像信息进行综合分析，相互补充、相互印证，为临床提供客观准确的诊断信息。

9. 简述应用^{99m}Tc-MIBI显像诊断恶性肿瘤的原理及临床应用。

（1）原理：^{99m}Tc-MIBI是脂溶性带有正电荷的化合物。实验研究证实细胞内的^{99m}Tc-MIBI约90%浓聚于线粒体内。肿瘤细胞摄取的机制可能是^{99m}Tc-MIBI经被动弥散通过细胞膜进入细胞，由线粒体膜内负电荷的吸引作用进入线粒体。影响肿瘤细胞聚集^{99m}Tc-MIBI的因素有：肿瘤组织类型、血流灌注、肿瘤细胞的增殖活力等。

（2）临床应用：①乳腺癌的诊断：^{99m}Tc-MIBI显像乳腺癌表现为显像剂浓聚影。②肺癌的诊断：^{99m}Tc-MIBI显像肺癌表现为病灶显像剂浓聚影。对于肺部结节病变的良、恶性鉴别和肺癌纵隔淋巴结转移的诊断具有一定意义。③甲状腺癌的诊断：^{131}I或$^{99m}TcO_4^-$甲状腺扫描与^{99m}Tc-MIBI显像可联合应用，对于甲状腺“冷结节”，^{99m}Tc-MIBI显像检出的灵敏度为83%~100%，特异性为72%，阳性预测值43%。特别是对于无摄^{131}I功能的甲状腺癌复发和转移灶^{99m}Tc-MIBI显像可弥补^{131}I显像的不足。

10. 简述正常^{99m}Tc-MIBI图像表现。

早期相双侧甲状腺显影清晰，延迟相甲状腺影像消退，头颈部、双侧上肢、腋窝、胸部、腹部、盆腔及双侧下肢轮廓影清晰。双肺^{99m}Tc-MIBI分布低而均匀，两肺之间纵隔显影，心肌摄取^{99m}Tc-MIBI显影清晰，双侧乳腺影对称，显像剂分布均匀，有时可见乳头浓聚影。^{99m}Tc-MIBI主要通过肝胆及泌尿系统排泄，早期相肝脏摄取高，胆囊内^{99m}Tc-MIBI聚集明显，脂肪餐可促进肝胆系统的^{99m}Tc-MIBI排泄。肾脏及膀胱^{99m}Tc-MIBI浓聚程度较高，脾脏、肠道显影，骨骼浓聚程度较低。

（五）病例讨论题

1. 病例A

（1）^{18}F-FDG PET/CT影像主要特点：PET于结肠肝区见团块状异常浓聚影，CT于相应部位见肠管壁明显增厚呈肿块状，管腔明显狭窄。肝门部及上腹部腹膜后区见多个结节状异常浓聚影，CT于相应部位见淋巴结肿大。肝脏内见数量相当多异常浓聚影，分布较广泛，CT于相应部位见数量相当多的低密度结节。于右侧肩胛骨下角及相邻组织间见团块状异常浓聚影，CT于相应部位见软组织肿块影。

（2）^{18}F-FDG PET/CT影像诊断：结肠癌伴全身多处淋巴结转移、肝脏弥漫性转移、右侧肩胛骨转移。

2. 病例B

（1）^{18}F-FDG及^{11}C-胆碱PET/CT影像主要特点：^{11}C-胆碱PET显像于肝右后叶下缘见1个结节状异常浓聚影，^{18}F-FDG PET显像于相应部位未见异常浓聚影，CT于相应部位见低密度影。于肝左外叶见1个外生性占位性病变，其内可见小条状低密度影，^{18}F-FDG显像于相应部位未见异常浓聚影，^{11}C-胆碱显像于相应部位见显像剂缺损影。

（2）肝左外叶及肝右后叶两个病灶的PET/CT影像诊断：肝左外叶：良性病变，海绵状细胞瘤可能性大；肝右后叶分化较高，肝细胞癌。

（3）^{18}F-FDG PET/CT影像在肝占位诊断的主要缺点：^{18}F-FDG PET对肝细胞癌的诊断灵敏度只有50%~70%，高分化肝细胞癌由于肿瘤细胞内葡萄糖-6-磷酸酶水平较高，将进入肿瘤细胞并经已糖激酶催化生成的6-磷酸-^{18}F-FDG水解，去掉6-磷酸生成^{18}F-FDG，^{18}F-FDG可通过细胞膜被肿瘤细胞清除，PET显像无^{18}F-FDG浓聚，出现假阴性结果。^{11}C-胆碱显像及^{11}C-乙酸盐作为新的显像剂，对肝细胞癌的诊断可弥补^{18}F-FDG PET显像的不足。

（周文兰 田 颖 王全师）

第七章　骨、关节系统显像

一、学习目标

1. 掌握　骨、关节显像的原理，正常、异常图像表现和临床应用。

2. 熟悉　骨、关节显像的显像剂，常用显像方法，骨外显像剂聚集的原因。

3. 了解　^{18}F-FDG PET/CT显像的原理，PET/CT在骨骼恶性肿瘤诊断中的应用。

二、重点和难点内容

1. 骨、关节显像的原理　将放射性核素标记的特定骨显像剂（如^{99m}Tc标记的亚甲基二膦酸盐、^{18}F标记的氟化钠等）经静脉注射后，随血流达到全身骨骼，与骨的主要无机成分羟基磷灰石晶体发生离子交换、化学吸附以及与骨组织中的有机成分结合而沉积在骨组织内，利用放射性核素显像仪器（γ相机、SPECT、PET等）探测放射性核素显像剂在骨骼内的分布情况而形成全身骨骼的影像。

亲骨性显像剂的聚集可反映局部骨代谢，与成骨和破骨的状态呈比例。骨骼各部位聚集骨显像剂的多少主要与其血流灌注量、代谢活跃程度及交感神经状态有关。当骨骼组织无机盐代谢更新旺盛，局部血流量增加，成骨细胞活跃和新骨形成时，可较正常骨骼聚集更多的显像剂，显像图上呈现异常的显像剂浓集区；当骨骼组织血液供应减少，或由于多种因素造成破骨细胞活性增强时，产生溶骨，骨显像剂聚集随之减少，呈现显像剂稀疏区。若病变骨内交感神经受损也可导致局部充血，血流增加，使显像剂在骨内的聚集增多。因此当骨骼发生病理性改变时，如肿瘤、炎症、骨折等，均可导致局部血流、代谢和成骨状态的改变，从而对骨骼疾病提供诊断依据。

2. 骨、关节显像正常、异常图像表现

（1）正常图像：人的骨骼分布是左右对称的，所以正常人全身骨骼显像剂分布也是两侧对称的。由于各部位骨骼的组成结构、血液供应和代谢活跃程度等的不同，使得骨显像剂的分布也不同。扁平骨如颅骨、肋骨、椎骨和胸骨等，以及长骨的骨骺端摄取的显像剂较多，而含骨密质较多的长骨骨干摄取显像剂相对较少。骨显像还存在年龄差异，儿童和成人的影像有不同之处，前者骨影普遍增浓，骨骺部位和成骨中心区可见明显的显像剂浓集。

（2）异常图像：显像图上出现与对侧或周围的正常显像剂分布不同的局部或弥散性显像剂浓集（热区）或减低（冷区）即为异常骨显像。以显像剂浓集灶最为常见，可有点状、圆形、条形、片状和团块状等不同形态，数目分为单发和多发。由于破骨细胞引起骨破坏的同时常伴有病变周围成骨细胞的活性增加，因此可在显像图上显示为病灶中心呈显著的显像剂缺损冷区，而环绕冷区的周围呈现异常显像剂浓集影，形成“炸面圈”征象。

（3）超级骨显像：指肾影不明显，膀胱内显像剂很少，骨影浓而清晰，软组织本底低，是弥漫性骨转移的一种表现，亦见于甲状腺亢进亢进症和软骨病。肾衰竭时肾影也不明显，原因是血液内存留多量骨显像剂致软组织影明显而骨影不清晰。

3. 骨、关节显像的临床应用

（1）转移性骨肿瘤：骨转移瘤的骨显像多表现为显像剂浓集区（热区），形态为团块状或条状，而且是多发、分布无规律，部位多见于中轴骨（胸骨、肋骨、椎体、骨盆骨）。一般的特征是椎体以胸、腰椎多见，骨盆骨以髂骨、坐骨多见，下肢骨以股骨上端、上肢骨以肱骨多见，肘（膝）关节以下骨骼较少发生骨转移。

少数病人在化疗或放疗后近期（2~3个月）内可见病灶浓集显像剂增加，似有恶化，但临床上却属改善，这种不匹配的现象称为"闪烁现象"。这种现象可能与放射性骨炎未愈、局部血流仍有增加和修复性新生骨骨盐代谢活跃有关。经过一段时间后即可消退。

SPECT/CT融合显像和PET/CT显像由于增加了CT显像，在评价骨骼代谢的同时，可同时结合骨骼结构的改变，与常规全身骨显像和断层骨显像相比较，明显地提高了对骨病变诊断的准确率，特别是骨退行病变与肿瘤骨转移的鉴别诊断，降低了骨显像诊断肿瘤骨转移的假阳性率。一般认为，骨骼的病变性质与病灶部位有关，如病变累及椎体和（或）椎弓根，肿瘤骨转移可能性大，当病变累及椎小关节、棘突或椎体，呈"唇样"显像剂聚集，可考虑为退行性病变。如骨显像为热区，CT图像表现正常者，常考虑为肿瘤骨转移，CT表现为异常，而骨显像正常者，多考虑为良性病变。另外CT可将骨转移分为溶骨型、成骨型和混合型，可帮助指导治疗。

^{18}F-NaF骨显像类似于^{18}F-FDG代谢显像，典型征象均是在PET显像图上出现显像剂分布异常浓聚（高代谢灶）。^{18}F-NaF骨显像与^{99m}Tc-MDP骨显像相比具有半衰期短、骨骼系统辐射剂量小、图像分辨率高、对肿瘤检测灵敏度和特异性高等特点。特别是在检测溶骨性病灶及骨髓内的转移灶方面，且有助于Paget病或其他良性病变鉴别。^{18}F-FDG代谢显像对溶骨性病灶检出的灵敏度较高，而对单纯成骨性病灶的灵敏度较低。^{18}F-FDG显像与骨显像在诊断不同类型的肿瘤方面可互相补充。对骨转移的疗效评价方面，^{18}F-FDG显像优于骨显像。

（2）原发性骨肿瘤：单纯骨静态显像难以鉴别原发性骨肿瘤的良、恶性，但恶性肿瘤的动脉供血和成骨活性高于良性肿瘤，所以在静态显像上可见恶性肿瘤摄取的骨显像剂浓集明显高于良性肿瘤，在血流、血池像时显示恶性肿瘤部位血供丰富。如果病灶处没有明显的显像剂浓集，则恶性的可能性不大。

（3）骨显像在良性骨病方面的应用

1）急性骨髓炎：骨显像多数情况下能对骨髓炎做出早期诊断，从而在出现骨质破坏前进行及时治疗。急性骨髓炎早期骨显像上可呈显像剂减少的"冷"区，随病变的进展，"冷"区可被"热"区取代，在这一转变过程中，骨显像图上可出现假阴性。

2）骨折：临床上大多数急性骨折都可依靠X线片诊断。但有些特殊部位（包括胸骨、腕骨、肩胛骨、跗骨、老年人或骨质疏松病人的近端股骨等）的创伤和骨折在X线片上很难被发现。骨显像常可发现隐蔽的骨折，并能鉴别骨折的类型，监测骨折的修复过程，探查骨折的延迟愈合和不愈合。

3）移植骨的监测：骨显像不仅用于监测移植骨的血供和成活状态，还用于检查骨移植的修复速率以及诊断移植骨的并发症。骨显像可比X线早3~6周提示移植骨是否成活。

骨移植早期骨显像呈显像剂冷区，以后边缘有轻微浓集，以两端明显，后期骨显像显示存活骨显像剂弥漫性增加，与健侧相似或高于健侧。

4）骨无菌性坏死：在股骨头无菌性坏死早期，骨静态显像呈显像剂减低区，随病情发展，股骨头坏死进入血管再生和修复期，在骨显像上显示为股骨头显像剂缺损区周边出现显像剂增高影像，呈"炸面圈"样。

5）代谢性骨病：代谢性骨病的特征影像：①全身骨骼显像剂摄取对称性增加；②颅骨和下颌骨的显像剂浓集尤其明显；③肋软骨连接处显像剂浓集呈串珠状；④胸骨柄和胸骨体侧缘的显像剂摄取增多，呈领带样的胸骨影，即"领带征"；⑤散在的假性骨折表现，包括椎体压缩性骨折；⑥肾影变淡或消失；⑦延迟显像时骨显像剂存留率明显增高；⑧有时可见肺、胃等软组织钙化影。

三、习题

（一）名词解释

1. 三时相骨显像
2. 超级骨显像
3. 闪烁现象
4. "炸面圈"征
5. 代谢性骨病

（二）填空题

1. ^{99m}Tc标记的磷(膦)酸盐经静脉注射后，通过与骨的主要无机盐成分______发生______、______以及与骨组织中有机成分相结合而进入骨组织使骨显像。

2. 骨显像剂在骨骼系统各部位聚集的多少主要与局部骨骼的______、______、______有关。

3. 由于各部位骨骼______、______、______等的不同，使得骨显像剂的分布也不同。______摄取的显像剂较多，而含骨密质较多的______摄取的显像剂相对较少。

4. ______、______和______几种肿瘤最容易发生骨转移，故常被称为______肿瘤。

5. 超级骨显像常见于______和______的病人。

6. 一般认为，肥大性骨关节病与______、______和______有关，多继发于______，其骨显像的特征性表现是管状骨骨皮质显像剂摄取______，呈______改变，多见于______。

（三）单项选择题

【A1型题】

1. 股骨头缺血性坏死典型的骨显像表现为

A. 楔形切迹

B. 未看到明显改变

C. 股骨头骺显像剂分布减低，髋臼部位显像剂分布增加

D. 股骨头呈现明显显像剂分布浓聚

E. 炸面圈样改变

2. 恶性肿瘤易发生骨转移的是
A. 肝癌、胃癌、肠癌
B. 甲状腺癌、肾癌、肾上腺癌
C. 肺癌、乳腺癌、前列腺癌
D. 宫颈癌、卵巢癌、子宫内膜癌
E. 黑色素瘤、肝母细胞瘤、胸腺癌
3. ^{99m}Tc-MDP骨显影的原理是
A. 有酶和酶受体位点的影响和作用
B. 其化学吸附在晶体表面
C. 和血运无关
D. 与骨代谢活跃程度无关
E. 不受交感神经的影响
4. 畸形性骨炎骨显像最特异的影像特征是
A. 颅骨和下颌骨的显像剂浓集尤其明显
B. 肋软骨连接处显像剂浓集呈串珠状
C. 呈领带样的胸骨影
D. 显像剂聚集量高于正常骨骼近6~15倍，边界整齐，骨外形增宽或弯曲
E. 椎体多发的横向性显像剂浓聚
5. 骨显像图出现肺、胃和肾显像剂摄取增加，常见的疾病是
A. 骨髓硬化
B. 组织细胞增多症
C. 成骨肉瘤转移
D. 甲状旁腺功能亢进
E. 畸形性骨炎
6. 骨显像可出现显像剂缺损区的疾病，答案**错误**的是
A. 多发性骨髓瘤
B. Legg-Perthes病
C. 骨梗塞
D. 骨髓炎
E. 成骨性骨转移瘤
7. 骨显像对骨转移瘤诊断的优点**不包括**
A. 灵敏度高
B. 特异性高
C. 可显示全身骨病灶
D. 提供放射性核素治疗的依据
E. 评估治疗效果
8. 在骨显像时，**不属于**超级影像的表现是
A. 骨与软组织对比增强
B. 膀胱内显像剂少
C. 中轴骨与四肢骨显像剂摄取比值增加
D. 肾呈淡影或不显影
E. 双轨征
9. 骨转移骨显像多表现为
A. 冷区
B. 热区
C. 混合
D. 显像剂分布与正常骨组织相同
E. 超级骨显像
10. 目前常用的骨骼显像剂是
A. ^{99m}Tc-EHIDA
B. ^{99m}Tc-ECD
C. ^{99m}Tc-HMPAO
D. ^{99m}Tc-DTPA
E. ^{99m}Tc-MDP
11. 在诊断早期骨转移时正确的是
A. X线比核素骨显像早3~6个月
B. CT、MR比核素骨显像早3~6个月
C. 核素骨显像比X线、CT早3~6个月
D. 核素骨显像与X线、CT都能早期诊断
E. 核素显像比X线、CT的特异性高

12. 骨转移瘤最常见的典型表现是
    A. 多发非对称无规律显像剂浓聚
    B. 超级骨显像
    C. 多发无规律显像剂浓聚合并显像剂缺损
    D. 弥漫性显像剂分布减低
    E. 多发显像剂分布缺损区
13. 骨转移瘤最常见的部位是
    A. 脊柱、肋骨　　B. 脊柱、四肢骨　　C. 肋骨、四肢骨
    D. 四肢骨、颅骨　　E. 颅骨、骨盆骨
14. 下列关于移植骨说法**错误**的是
    A. 骨显像可比X线早3~6周提示移植骨是否成活
    B. 骨移植早期骨显像呈显像剂冷区
    C. 骨移植后期骨显像显示存活骨显像剂弥散性增加
    D. 骨显像不能诊断移植骨并发症
    E. 骨显像可用于检查骨移植的修复速度
15. 股骨头无菌性坏死早期三时骨显像描述**错误**的是
    A. 血流相的动脉灌注减低　　B. 血池相静脉回流障碍
    C. 血流相的动脉灌注正常　　D. 延迟相未见异常
    E. 骨显像比X线更能早期发现
16. 严重的骨质疏松病人的骨显像图显示
    A. 全身骨骼普遍性的显像剂摄取增加
    B. 肾影变淡或消失
    C. 中轴骨和附属骨出现显像剂“洗脱斑”
    D. 有时可见肺、胃等软组织钙化影
    E. 长骨两端显像剂摄取增加
17. 疾病几乎可以看到所有代谢性骨病的特征影像的是
    A. 原发性甲状旁腺功能亢进　　B. 骨质软化症
    C. 畸形性骨炎　　D. 骨质疏松症
    E. 纤维性骨结构不良
18. 关于肺性肥大性骨关节病的说法，正确的是
    A. 好发于四肢骨，可出现双轨征　　B. 多发生于骨盆或肋骨
    C. 骨显像可见骨外形增宽或弯曲　　D. 肺癌切除后，这种关节病不会好转
    E. 肺癌复发后，不会再次出现
19. 多发骨转移瘤常见的核素骨显像特征是
    A. 小关节显像剂异常浓聚　　B. 骨骼多发显像剂异常浓聚
    C. 胸椎多发显像剂分布稀疏　　D. 三时骨显像均表现为显像剂分布增加
    E. 串珠样显像剂浓聚
20. 类风湿关节炎常见的核素骨显像特征是
    A. 各大关节显像剂异常浓聚　　B. 小关节显像剂异常浓聚

C. 骨骼多发显像剂异常浓聚　　D. 胸椎多发显像剂分布稀疏
E. 双侧骶髂关节显像剂异常浓聚

【A2型题】

21. 男，60岁，体检肺部CT发现右肺上叶前段一1.0cm × 1.3层面结节，边缘无分叶、毛刺及胸膜牵拉征，拟行^{18}F-FDG PET/CT鉴别其性质。需考虑的假阴性因素有
A. 肺泡癌　　B. 类癌　　C. 分化好的腺癌
D. 神经内分泌肿瘤　　E. 以上均是

22. 女，58岁，胸痛，呼吸困难，活动性心悸1月余，既往有冠心病病史。行肺灌注显像示：双肺多发楔形灌注缺损区；CT示：双肺野未见异常。提示病人诊断为
A. 肺炎　　B. 肺栓塞　　C. 肺气肿
D. 肺结核　　E. 肺部感染

23. 男，37岁，血压160/105mmHg，肾图显示左侧正常，右侧为小肾图。提示病人诊断为
A. 高血压病累及肾脏　　B. 慢性肾盂肾炎　　C. 右肾动脉狭窄
D. 右肾重度积水　　E. 右侧肾上腺嗜铬细胞瘤

24. 女，52岁。以间断胸痛15天入院。CT提示右上肺占位，病理提示腺癌，遂行全身骨显像评价有无骨转移。全身骨显像示：四肢长骨条状显像剂浓聚，呈"双轨征"。应考虑
A. 骨转移　　B. 肺性肥大性骨关节病
C. 退行性变　　D. 骨质疏松症
E. 骨纤维异常增殖症

【B型题】

（25~28题共用备选答案）
A. "彩点肋"　　B. "热髌征"　　C. "炸面圈" 征
D. "闪烁现象"　　E. 超级骨显像

25. 少数病人在化疗或放疗后近期（2~3个月）内可见病灶浓集显像剂增加，似有恶化，但临床上却属改善。这种不匹配的现象称为

26. 全身骨骼异常清醒，肾影不明显，膀胱内显像剂很少，软组织本底低，常见于弥漫性骨转移或代谢性骨病。这种骨显像称为

27. 无症状的双侧髌骨显像剂浓聚

28. 骨显像后位像见双侧多根肋骨局灶性显像剂分布稍浓聚，病人无症状，X线示肋骨无异常。这种情况常提示

（四）简答题

1. 骨外吸收显像剂有哪些病理因素？

2. 骨显像与其他影像检查（X线、CT、MRI）比较有哪些优势？

四、参考答案

（一）名词解释

1. 三时相骨显像：骨显像时血流相、血池相和延迟相三者合称为三时相骨显像。

2. 超级骨显像：指肾影不明显，膀胱内显像剂很少，骨影浓而清晰，软组织本底低，是弥漫性骨转移的一种表现，亦见于甲状腺亢进和软骨病。

3. 闪烁现象: 少数骨转移病人在化疗或放疗后近期(2~3个月)内可见病灶显像剂浓集增加,似有恶化,但临床上却属改善,这种不匹配的现象称为“闪烁现象”。这种现象可能与放射性骨炎未愈、局部血流仍有增加和修复性新生骨骨盐代谢活跃有关。经过一段时间后即可消退。

4.“炸面圈”征: 骨显像图上显示为病灶中心呈显著的显像剂缺损冷区,而环绕冷区的周围呈现异常显像剂浓集影,即形成“炸面圈”征象,可见于骨转移瘤及股骨头坏死。

5. 代谢性骨病: 代谢性骨病(metabolic bone disease)是指一组以骨代谢异常为主要表现的疾病,如原发性甲状旁腺功能亢进、骨质疏松症、肾性骨营养不良综合征、畸形性骨炎等。

(二)填空题

1. 羟基磷灰石晶体　离子交换　化学吸附

2. 血流灌注量　代谢活跃程度　交感神经状态

3. 组成结构　血液供应　代谢活跃程度　扁平骨　长骨的骨干

4. 肺癌　乳腺癌　前列腺癌　嗜骨性肿瘤

5. 弥漫性骨转移　代谢性骨病

6. 组织缺氧　感染产生的有毒物质　局部血循环量增加　胸部疾病　对称性增浓　双轨征　肘和膝以下的前臂和下肢

(三)选择题

1. E　2. C　3. B　4. D　5. D　6. E　7. B　8. E　9. B　10. E
11. C　12. A　13. A　14. D　15. C　16. C　17. A　18. A　19. B　20. B

【A2型题】

21. E　22. B　23. C　24. B

【B型题】

25. D　26. E　27. B　28. A

(四)简答题

1. 骨外吸收显像剂有哪些病理因素?

(1)软组织炎症: 如多发性心肌炎、蜂窝织炎、滑膜炎、脓肿等。

(2)软组织损伤: 如心肌、脑、肠、脾梗塞等。

(3)软组织钙化和异位骨化: 软组织瘤或转移病灶的钙化,如乳腺癌、胃肠道肿瘤、卵巢肿瘤、成骨肉瘤和神经母细胞瘤等; 肌炎骨化、钙化的肌腱、淀粉样变性等。

(4)原发性和转移性癌: 如肺癌、乳腺癌、神经母细胞瘤、甲状腺癌、骨肉瘤、胃肠淋巴瘤、恶性胸腹水、肝转移癌等。

(5)硬皮症、镰状细胞贫血等全身性疾病可出现弥漫性软组织伴脏器显影; 创伤、冻疮和酒精中毒引起的横纹肌溶解; 制酸剂服用过多、透析病人等。

2. 骨显像与其他影像检查(X线、CT、MRI)比较有哪些优势?

骨显像在探查恶性肿瘤骨转移的存在和范围方面具有很高的灵敏度,可比X线早3~6个月或更长时间发现骨转移灶,同时能发现X线、CT及MRI等检查范围以外的病灶,因而成为诊断骨转移瘤的首选方法。

(韩星敏)

第八章　心血管系统显像

一、学习目标

1. 掌握　心肌灌注显像（MPI）原理、显像剂，负荷试验的原理、意义和常用方法，异常图像表现及意义，MPI的临床应用。^{18}F-FDG心肌代谢显像的原理、图像判读和临床意义。

2. 熟悉　MPI的显像方法、图像判读方法。负荷试验的适应证和禁忌证。不同影像方法诊断冠心病的特点。脂肪酸代谢显像和^{201}Tl显像用于评价存活心肌的原理、方法和临床意义。首次通过法心血池显像和平衡法心血池显像的原理、显像剂、图像判读和临床应用。下肢深静脉显像的原理、显像剂、显像方法、图像判读和临床应用。

3. 了解　亲心肌梗死显像、放射性核素心血管动态显像、心脏受体显像、心肌乏氧显像和心肌凋亡显像的原理、显像剂和临床意义。

二、重点和难点内容

（一）心肌灌注显像

1. MPI的显像原理　是利用正常或有功能的心肌细胞选择性摄取某些放射性核素或核素的标记物，摄取量与局部心肌的血流量呈比例关系，并且需要依赖心肌细胞本身功能和活性，应用体外射线探测仪器进行心脏断层或平面显像，正常和有功能的心肌组织显影，而坏死的心肌组织和缺血心肌组织不显影（缺损）或影像变淡（稀疏），从而达到了解心肌供血和诊断心脏疾病之目的。

2. MPI的显像剂　包括单光子类显像剂和正电子类显像剂：前者主要包括^{201}Tl和^{99m}Tc-MIBI等，其中^{201}Tl有特殊的“再分布”现象；后者主要包括^{82}Rb、$H_2{}^{15}O$和^{13}N-NH_3等。

3. MPI的显像方法　包括平面图像显像、SPECT显像、SPECT/CT显像、心电图门控SPECT显像、PET显像和PET/CT显像。其中最常用的为SPECT显像，而心电图门控SPECT显像可以额外获得大量有价值的诊断信息。

4. MPI负荷试验　这是因为心脏有较强的储备功能，即使冠脉存在明显狭窄，在静息状态下仍可满足心肌血供；但在负荷状态下，正常冠脉可以扩张3~5倍，但病变冠脉仅轻度扩张或不扩张，使得静息状态下显像正常的病变冠脉血流供应区得以暴露，从而达到诊断之目的，负荷心肌灌注显像可以明显提高心肌缺血的检出率。负荷试验类型主要包括运动负荷（平板和踏车）和药物负荷（双嘧达莫、腺苷和多巴酚丁胺等）。

5. MPI SPECT图像分析　心肌灌注断层影像可分为短轴断层图像、水平长轴断层图像和垂直长轴断层图像。异常显像剂分布包括可逆性缺损（主要见于可逆性心肌缺血）、固定性缺损（多见于心梗、心肌瘢痕或部分严重缺血的心肌）、部分可逆性缺损、反向再分布和“花斑”样改变。

6. MPI的临床应用 包括诊断缺血性心脏病、用于冠心病心肌缺血的危险度分层和预后判断、用于临界病变功能意义的判断、用于评价冠心病治疗疗效以及血运重建术后冠脉再狭窄或桥血管再闭塞等、用于非心脏外科手术前的病人危险度评估、存活心肌判断和心肌病、心肌炎的辅助诊断。

（二）心肌代谢显像及心肌活力评估

1. 葡萄糖代谢显像

（1）^{18}F-FDG心肌代谢显像原理：正常人在生理状态下，脂肪酸是心肌代谢的主要能量来源，在葡萄糖负荷状态下，心肌细胞转以利用葡萄糖作为主要能源物质。^{18}F-FDG经主动转运进入心肌细胞，在己糖激酶的作用下，生成6-磷酸葡萄糖，无法继续进行下一步代谢而陷落在细胞内，得以进行显像。葡萄糖是生命代谢的基本物质，故可用于评价心肌的活力。

（2）^{18}F-FDG心肌代谢显像图像分析：通常需要与血流灌注图像进行对比，在心肌血流灌注减低或缺损的心肌节段，存在FDG摄取，为灌注/代谢不匹配，表明局部为缺血存活心肌。反之，在心肌血流灌注缺损或减低的心肌节段，亦无FDG摄取，为灌注/代谢匹配，提示局部无存活心肌或瘢痕组织。

2. 脂肪酸代谢显像 常用显像剂为^{11}C-棕榈酸（^{11}C-PA）和^{123}I-BMIPP。^{123}I-BMIPP能评价心肌的灌注和代谢，还用于探讨心肌"缺血记忆"的现象。

3. ^{201}Tl存活心肌显像 ^{201}Tl不仅可用于心肌缺血的诊断，也可应用于缺血存活心肌检查和评价。显像方法包括有^{201}Tl负荷再分布法、^{201}Tl延迟再分布法、^{201}Tl再注射法、硝酸甘油介入^{201}Tl显像法和GIK（葡萄糖-胰岛素-钾）介入^{201}Tl显像法等。

4. 心肌活力判断的临床意义 通过核素显像对存活心肌的判断，可以对拟接受血运重建术的病人进行有效的筛选，评价手术或药物治疗后的疗效和判断预后，以及指导治疗决策的制订等。^{18}F-FDG PET显像目前仍然是临床判断存活心肌的"金"标准。

（三）心血池显像和心功能评价

1. 首次通过法心血池显像 以"弹丸"（bolus）式静注核素显像剂，随即启动设备进行快速图像采集，并记录显像剂依次通过上腔静脉→右房→右心室→肺动脉→肺→左心房→左心室和主动脉的全过程。主要使用的显像剂包括^{99m}Tc标记物（$^{99m}TcO_4$、^{99m}Tc-DTPA和^{99m}Tc-MIBI等）和其他短半衰期放射性核素（^{178}Ta、^{191m}Ir和^{195m}Au等）这两类。

2. 平衡法心血池显像（ERNA） 显像剂通过静注后能在血液循环中暂时停留且不逸出血管，静注显像剂后，以受检者心电图的R波作为开始采集的触发信号，启动设备自动、连续和等时进行采集。门电路在一个心动周期中多次开启，故又称为多门电路（MUGA），常用的显像剂为^{99m}Tc标记的红细胞。ERNA可获四类参数，包括反映心室收缩功能的参数（VEF、REF、PER、1/3EF和SV等）、反映心室舒张功能的参数（包括PFR、1/3FF、TPFR和AFR等）、反映心室容量负荷的参数（包括EDV和ESV等）和反映局部心室壁活动的信息。ERNA还可以进行时相分析（时相图、时相直方图、振幅图和时相电影）进行诊断和评价。

3. 心血池显像的主要临床应用 包括测定心脏功能（ERNA被认为是当前测定心室功能的"金标准"）、诊断冠心病、诊断室壁瘤、传导异常的判断、用于瓣膜性心脏病和心肌病。

（四）下肢深静脉与深静脉血栓显像

1. 原理 临时性阻断下肢浅静脉后，将放射性核素或其标记物作为显像剂自足背静脉注入人体，显像剂会通过下肢深静脉向心脏回流，进行连续图像采集，即可连续追踪显像剂通过下肢深静脉的过程,以用于判断下肢静脉有无回流障碍。有的显像剂可以附着于静脉血栓上,故亦可获得深静脉血栓的影像。

2. 显像剂　最常用的是^{99m}Tc-MAA,通过一次注射该显像剂,可以实现评价深静脉通畅情况、血栓部位和肺栓塞诊断等多个目的。

3. 图像分析　异常图像可表现为血管完全性梗阻、不完全性梗阻和下肢静脉功能不全,图像上可分别表现为连续的影像突然完全中断、变细或侧支循环出现。^{99m}Tc-MAA可附着于血栓,在图像上可表现出局部“热”区。

4. 临床意义　下肢深静脉显像探测下肢深静脉血栓的形成、判断下肢深静脉的血流通畅情况,主要用于判断肺栓塞的病因、下肢深静脉瓣的功能等方面。

三、习题

(一) 名词解释

1. 心肌灌注显像“再分布”现象
2. 心肌灌注可逆性缺损
3. 心肌灌注固定性缺损
4. 心肌灌注部分可逆性缺损
5. 一过性左室扩大
6. 冬眠心肌
7. 心肌灌注/代谢不匹配
8. 肺“脏污”现象
9. 时相图
10. 振幅图

(二) 填空题

1. 心肌灌注显像的单光子类显像剂主要有______、______和______。正电子类显像剂主要有______、______和______。

2. 心肌灌注断层显像经断层重建后所得三个断面分别为______、______和______。

3. 心肌灌注显像时采用心电图门控采集可额外获得的门控信息包括______、______、______和______等。

4. 心肌灌注显像负荷试验包括______和______两类,前者包括______和______,后者包括______和______。

5. 冠状动脉的左前降支主要供应左室______、______、______、______和______血供,左回旋支主要供应______血供、右冠状动脉主要供应______、______和______血供。

6. 心肌灌注显像的异常显像剂分布主要包括______、______、______、______和______。

7. 心肌灌注显像预测未来心脏事件发生的可能性的指标和参数包括______、______、______、______和______等。

8. 核素心肌代谢显像和心肌活力评估的主要显像方法包括______、______、

________和________。

9. 首次通过法心血池显像常用的显像剂有________、________和________；平衡法心血池显像常用的显像剂为^{99m}Tc标记的红细胞，其标记方法主要有________、________和________三种。

10. 心血池显像的时相分析主要包括有________、________和________。

11. 平衡法心血池显像的主要临床应用包括________、________、________、________和________等。

12. 亲心肌梗死显像常用的显像剂包括________、________和________这三类。

13. 心肌乏氧显像的主要应用包括________、________和________。

（三）单项选择题

【A1型题】

1. 核心脏病学检查需要“弹丸”式静脉注射显像剂的是
   A. 心电图门控平衡法心血池显像　B. 首次通过法心血池显像
   C. 心电图门控心肌血流灌注断层显像　D. 亲心肌梗死显像
   E. ^{18}F-FDG心肌代谢显像

2. ^{201}Tl从正常心肌里清除的速度与其从缺血心肌里清除的速度相比
   A. 更快　B. 更慢　C. 相同
   D. 与注射剂量有关　E. 与血糖水平有关

3. 心肌血流灌注显像中，如果病人在行负荷试验时选择运动负荷而不是药物负荷会产生的影响为
   A. 减少病人所受的辐射剂量　B. 减少工作人员的辐射剂量
   C. 减少图像的采集时间　D. 改善图像的质量
   E. 减少身体的位移伪影

4. 可用于评价负荷诱发的心肌缺血的范围和程度的指标是
   A. 总负荷评分（SSS）　B. 总静息评分（SRS）
   C. 负荷静息评分差值（SDS）　D. 左室射血分数（LVEF）
   E. 左室舒张末容积（LVEDV）

5. 对于接受血运重建术后的心衰病人，检查最适合用于评价疗效和预后的是
   A. 冠状动脉造影　B. 负荷超声心动图　C. 负荷核素心肌灌注显像
   D. 首次通过法心血池显像　E. 核素存活心肌显像

6. 不属于时相分析的方法的是
   A. 时相图　B. 极坐标靶心图　C. 时相直方图
   D. 振幅图　E. 时相电影

7. 不适用于安装起搏器的病人的负荷方法是
   A. 运动平板负荷　B. 双嘧达莫负荷　C. 腺苷负荷
   D. 多巴酚丁胺负荷　E. 去甲乌药碱负荷

8. 存活心肌组织不存在于
   A. 冬眠心肌　B. 缺血心肌　C. 顿抑心肌
   D. 梗死心肌　E. 以上都不是

9. 负荷MPI图像上见灌注缺损，但静息图像示正常显像剂分布，可见于
A. 正常心肌　B. 缺血心肌　C. 瘢痕心肌
D. 顿抑心肌　E. 冬眠心肌

10. 心电图门控SPECT图像采集时，一个心动周期是指
A. P-Q间期　B. P-R间期　C. R-R间期
D. R-T间期　E. P-P间期

11. 正常的左室射血分数值大约是
A. 100%　B. 87%　C. 58%
D. 29%　E. 12%

12. PET/CT可以完成下列的检查，除了
A. 冠脉钙化积分测定　B. 冠状动脉CT造影　C. PET存活心肌显像
D. 心肌绝对血流量测定　E. 多普勒超声心动图

13. 最适合于进行心电图门控SPECT显像的病人是
A. 窦性心律病人　B. 有房颤的病人
C. 有室颤的病人　D. 有频发房性期前收缩的病人
E. 有频发室性期前收缩的病人

14. 行腺苷药物负荷时最常见的副反应为
A. 心律不齐　B. 面部潮红　C. 低血压
D. 感觉异常　E. 呼吸困难

15. 心室间隔缺损（VSD）会导致
A. 肺动脉高压　B. 主动脉骑跨　C. 肺动脉栓塞
D. 右向左分流　E. 左向右分流

16. 灌注显像和代谢显像均表现为显像剂分布缺损（灌注-代谢匹配）表示该部位心肌为
A. 冬眠心肌　B. 正常心肌　C. 瘢痕心肌
D. 顿抑心肌　E. 存活心肌

17. 不属于加速器制备获得的正电子核素的是
A. ^{18}F　B. ^{13}N　C. ^{15}O
D. ^{82}Rb　E. ^{201}Tl

18. MUGA显像的LAO图像上（文末彩色插图8-1），箭头所指部位是
A. 左心房　B. 左心室　C. 右心房
D. 右心室　E. 室间隔

19. 注射^{99m}Tc-MIBI半小时后病人进食脂餐的主要目的是
A. 加速肝胆对^{99m}Tc-MIBI的排泄　B. 加速心肌对^{99m}Tc-MIBI的排泄
C. 加速肺对^{99m}Tc-MIBI的排泄　D. 加速肠道对^{99m}Tc-MIBI的排泄
E. 减慢肠道对^{99m}Tc-MIBI的排泄

20. 陈旧性心肌梗死^{99m}Tc-MIBI负荷/静息心肌灌注显像表现为
A. 可逆性缺损　B. 反向再分布　C. 固定性缺损
D. 花斑样改变　E. 混合型缺损

21. 双嘧达莫药物负荷心肌灌注显像时，注射双嘧达莫过程中出现明显持续的心绞痛，此时应用的拮抗药物是

A. 硝酸甘油　　B. 阿托品　　C. 美托洛尔
D. 利多卡因　　E. 氨茶碱

22. 腺苷负荷心肌灌注显像，若病人在滴注腺苷的过程中出现明显胸痛、头痛，则此时应采取的措施为

A. 静推阿托品　　B. 静推氨茶碱　　C. 静推硝酸甘油
D. 减慢滴注速度或停止　　E. 舌下含服硝酸甘油

23. 心肌灌注显像极坐标靶心图，所根据的图像是

A. 短轴断层图像　　B. 水平长轴图像　　C. 垂直长轴图像
D. 冠状位断层图像　　E. 矢状位断层图像

24. 有下肢残疾的病人，目前正处于慢支活动期，行负荷心肌灌注显像则应该选择

A. Bruce方案　　B. 改良Bruce方案　　C. 多巴酚丁胺
D. 腺苷　　E. 双嘧达莫

25. 门控平衡法心室造影显像可以准确的测定

A. 冬眠心肌　　B. 左心功能　　C. 顿抑心肌
D. 心肌缺血　　E. 瘢痕心肌

26. 目前公认的检测存活心肌的"金"标准为

A. 磁共振成像　　B. 多排CT血管造影
C. ^{99m}Tc-MIBI心肌灌注显像　　D. ^{201}Tl负荷再分布显像
E. ^{18}F-FDG心肌代谢显像

27. ^{99m}Tc-MIBI作为心肌灌注显像剂，描述**不正确**的是

A. 能量为140keV　　B. 物理半衰期为6小时
C. 是由回旋加速器生产　　D. 没有再分布
E. 通过PET进行显像

28. PET显像剂^{18}F-FDG的标志物是

A. 细胞增殖　　B. 葡萄糖利用和代谢　　C. 细胞膜合成
D. 氧代谢　　E. 脂肪酸代谢

29. ^{99m}Tc-MIBI的主要代谢途径是

A. 皮肤系统　　B. 呼吸系统　　C. 泌尿系统
D. 淋巴系统　　E. 肝胆系统

30. 下列显像方案既能提供负荷诱发缺血信息又能提供存活心肌信息的是

A. ^{18}F-FDG心肌代谢显像　　B. ^{201}Tl-静息-再分布显像
C. ^{99m}Tc-PYP亲心肌梗死显像　　D. ^{201}Tl负荷-静息-再注射显像
E. ^{82}Rb心肌灌注显像

31. ^{99m}Tc-PYP主要被用于下列显像方法的是

A. 心肌梗死　　B. 心肌血流灌注　　C. 心肌存活
D. 心室收缩功能　　E. 心室舒张功能

32. ^{99m}Tc标记的显像剂**不适用**于

A. 评价心室功能　　B. 诊断冠心病　　C. 心肌活力评估
D. 预后判断　　E. 血运重建术疗效评价

33. 心电图门控SPECT图像采集中，"门控"的采集触发信号是指
A. P波　　B. R波　　C. T波
D. u波　　E. ST段

34. 文末彩色插图8-2所示为显像方式所得图像是
A. 心肌灌注显像　　B. 超声心动图　　C. 磁共振成像
D. 心血池显像　　E. CT成像

35. 文末彩色插图8-3所示冠脉造影图像结果为
A. LM 80%狭窄　　B. LAD 80%狭窄　　C. LCX 80%狭窄
D. 冠脉造影结果正常　　E. RCA 80%狭窄

36. 核素负荷心肌灌注显像结果为阴性则提示该病人未来2年内发生心脏性死亡和心肌梗死的可能性低于
A. 1%　　B. 5%　　C. 10%
D. 15%　　E. 30%

37. 负荷图像上左室（LV）或左室容积大于静息图像所示，被称为
A. 心脏扩大　　B. 心肌病
C. 心肌炎　　D. 一过性缺血性扩大（TID）
E. 心律失常

38. 目前诊断冠心病的"金"标准的诊断方式是
A. 超声心动图　　B. 心电图　　C. 冠状动脉造影
D. 心脏CT造影　　E. 心脏磁共振

39. 文末彩色插图8-4所示的"D"区指的是
A. 左室前壁　　B. 室间壁　　C. 心尖
D. 左室侧壁　　E. 左室下壁

40. ^{99m}Tc-MIBI运动负荷MPI需在运动高峰时注射显像剂，1~2小时后在静息状态下进行图像采集，该图像反映的是
A. 静息状态下的心肌血流分布
B. 冬眠心肌的血流分布
C. 运动和静息两种状态的心肌血流分布
D. 梗死区的心肌活性
E. 运动负荷高峰时的心肌血流分布

【A2型题】

41. 男，39岁，阵发性胸闷、胸痛1个月，位于心前区，无明显诱因，放射至左肩部，胸痛时伴出汗，经休息后好转，^{99m}Tc-MIBI负荷/静息心肌灌注显像可见负荷状态下左室前壁、前上间隔部位心肌显像剂分布呈明显稀疏至缺损影，静息状态下上述部位心肌显像剂发布未见明显变化。此时的诊断最可能为
A. 心肌梗死　　B. 病毒性心肌炎　　C. 肥厚型心肌病
D. 扩张型心肌病　　E. 限制性心肌病

42. 男，52岁，因"阵发性胸闷半年，再发伴胸痛1天"入院。心电图示：Ⅱ、Ⅲ、aVF病理性Q波，CAG示RCA近端99%狭窄，^{99m}Tc-MIBI心肌灌注显像和^{18}F-FDG心肌代谢显像示左室后间壁和下壁均呈显像剂分布缺损、灌注-代谢显像匹配。该病人下一步的临床处置应主要考虑

A. 冠脉内支架植入术　　B. PTCA　　C. 强化药物治疗
D. CABG　　E. 进一步行心脏CTA检查

【B型题】

（43~45题共用备选答案）

A. 冠脉CT成像　　B. 超声心动图检查
C. ^{99m}Tc-MIBI心肌血流灌注显像　　D. ^{18}F-FDG心肌代谢显像
E. 冠状动脉造影

43. 评价存活心肌最准确的检查方法是
44. 评价心脏结构及测量心室功能最常用的检查方法是
45. 评价冠脉钙化情况最重要的检查方法是

（46~47题共用备选答案）

A. 可逆性缺损　　B. 固定性缺损　　C. 混合性缺损
D. 反向再分布　　E. 花斑样改变

46. 心肌梗死的典型表现是
47. 扩张型心肌病的典型表现为

（48~50题共用备选答案）

A. ^{99m}Tc-RBCs平衡法心血池显像　　B. ^{18}F-FDG心肌代谢显像
C. $^{99m}TcO_4^-$首次通过法心血池显像　　D. ^{82}Rb心肌灌注显像
E. ^{123}I-BMIPP脂肪酸代谢显像

48. 测量心室功能最准确的方法是
49. 能够评价心肌缺血记忆现象的方法是
50. 能够评价左向右分流的显像方法是

（51~52题共用备选答案）

A. 评估诊断心脏传导异常　　B. CABG术前病人的选择
C. 肿瘤病人化疗药物的副作用监测　　D. 冠心病的危险性分层及预后
E. 室壁瘤的诊断

51. ^{99m}Tc-MIBI心肌血流灌注显像主要用于
52. ^{18}F-FDG心肌代谢显像主要用于

（四）简答题

1. 简述心肌灌注显像时行负荷试验的原理和意义。
2. 心肌灌注显像异常显像剂分布的类型和主要临床意义。
3. 心肌灌注显像的主要临床应用。
4. 心肌代谢显像和活力评估的主要方法和临床意义。
5. 平衡法心血池显像所获得的主要参数有哪些？
6. 平衡法心血池显像的主要适应证和禁忌证。

7. 试述下肢深静脉显像常用的显像剂、正常图像和异常图像。

8. 心肌乏氧显像常用的显像剂和主要临床应用。

四、参考答案

(一) 名词解释

1. 心脏灌注显像"再分布"现象: 静注^{201}Tl行心肌灌注显像时,早期显像上出现的灌注缺损于延迟显像出现充填(恢复正常)即被称为"再分布"现象,是诊断心肌缺血的特征性表现。

2. 心脏灌注可逆性缺损: 负荷图像出现显像剂分布缺损,静息或延迟图像该缺损部位显像剂分布恢复到正常心肌水平,主要见于可逆性心肌缺血。

3. 心脏灌注固定性缺损: 表现为负荷图像出现显像剂分布缺损,静息或延迟图像该缺损部位仍无显像剂分布,多见于心梗、心肌瘢痕或部分严重缺血的心肌。

4. 心脏灌注部分可逆性缺损: 又称混合性缺损,指负荷图像出现显像剂分布缺损,静息或再分布图像示缺损区域明显缩小或显像剂摄取有增加。提示存在部分心肌可逆性缺血,或心肌梗死并伴有缺血。

5. 一过性左室扩大: 指左室容积在负荷图像上要明显大于静息图像所示,通常提示存在严重和大范围的心肌缺血,也是一个可用于危险度评价的指标。

6. 冬眠心肌: 当慢性持续性心肌缺血时,心肌细胞通过代偿,降低耗氧量及代谢速度,以使心肌细胞保持存活状态,但此时会部分和全部地丧失局部心肌收缩功能。当冠脉再通血流恢复后,通过改善和消除心肌缺血,这部分心肌的功能可部分或全部恢复正常。

7. 心肌灌注/代谢不匹配: 在心肌血流灌注减低或缺损的心肌节段,^{18}F-FDG心肌代谢显像相应节段的显像剂摄取增加,是心肌存活的表现。

8. 肺"脏污"(smudge sign)现象: 放射性核素心室造影时,显像剂自"弹丸"式通过肺后肺内示踪剂清除差,表现为肺持续显影,提示存在左至右分流。

9. 时相图(phase image): 以不同的灰度或颜色表示心室壁局部发生收缩的时间,灰度越高代表时相度数越大,即开始收缩的时间越晚。

10. 振幅图(amplitude image): 是反映心肌收缩力(幅度)大小的一种图像,使用不同灰度表示心肌收缩力大小。正常情况时,房室之间和两个心室之间的分界明显。

(二) 填空题

1. ^{201}Tl　^{99m}Tc-MIBI　^{99m}Tc-tetrofosmin　^{82}Rb　^{15}O-H_2O　^{13}N-NH_3

2. 短轴断面　垂直长轴断面　水平长轴断面

3. 室壁运动　室壁增厚率　射血分数　心室容积

4. 运动负荷　药物负荷　平板负荷　踏车负荷　双嘧达莫药物负荷　腺苷药物负荷

5. 左室前壁　前间壁　前侧壁　心尖部　后侧壁　左室下壁　后间壁　后壁　右室

6. 可逆性缺损　固定性缺损　部分可逆性缺损　反向再分布　"花斑"样改变

7. 血流灌注异常的范围/程度　左室一过性缺血性扩大　肺摄取显像剂增加　门控SPECT所得参数　药物负荷时心电图ST段改变

8. 葡萄糖代谢显像　脂肪酸代谢显像　^{201}Tl存活心肌显像　硝酸甘油介入^{99m}Tc-

MIBI心肌显像

9. $^{99m}TcO_4$　^{99m}Tc-DTPA　^{99m}Tc-MIBI　体内标记法　体外标记法　半体内标记法

10. 时相图　时相直方图　振幅图　时相电影

11. 测定心脏功能　冠心病的诊断　室壁瘤的诊断　传导异常的判断　用于瓣膜性心脏病　用于心肌病

12. 骨显像剂　放射性核素标记的抗肌凝蛋白重链单克隆抗体　^{99m}Tc标记的葡萄糖类似物

13. 检测心肌缺血　评价新生血管形成　用于心肌病

（三）单项选择题

【A1型题】

1. B	2. A	3. D	4. C	5. E	6. B	7. A	8. D	9. B	10. C
11. C	12. E	13. A	14. B	15. E	16. C	17. D	18. B	19. A	20. C
21. E	22. D	23. A	24. C	25. B	26. E	27. C	28. B	29. E	30. D
31. A	32. C	33. B	34. E	35. D	36. A	37. D	38. C	39. B	40. E

【A2型题】

41. A　42. C

【B型题】

43. C　44. B　45. A　46. B　47. E　48. A　49. E　50. C　51. D　52. B

（四）简答题

1. 简述心肌灌注显像时行负荷试验的原理和意义。

即使冠状动脉存在明显狭窄（70%~80%），由于冠脉循环代偿性适应，可以满足静息状态下的心肌血液灌注，仍可能心肌灌注显像无明显异常、心脏收缩舒张功能和室壁运动表现正常。静息状态下，只有严重的（冠脉内径狭窄＞85%）冠脉狭窄，狭窄远端的冠脉血流量才下降，心肌的血流灌注才表现为异常。但是在负荷状态下，心肌的耗氧量和（或）冠脉血流量明显增加，正常冠脉血流量最大可增加3~5倍，正常冠脉血流量明显增加，狭窄冠脉血流量轻度增加或不增加，使得静息状态下显像正常的病变冠脉血流供应区得以暴露，从而达到诊断心肌缺血之目的。负荷试验可以明显提高心肌缺血的检出率，提高对于冠脉狭窄程度轻微、静息状态下心肌血流灌注能够维持供需平衡的冠脉病变的诊断。

2. 心肌灌注显像异常显像剂分布的类型和主要临床意义。

①可逆性缺损：负荷图像出现显像剂分布缺损，静息或延迟图像该部位显像剂分布恢复到正常心肌水平，主要见于可逆性心肌缺血。②固定性缺损：表现为负荷图像出现显像剂分布缺损，静息或延迟图像该部位仍无显像剂分布，多见于心梗、心肌瘢痕或部分严重缺血的心肌。③部分可逆性缺损：指负荷图像出现显像剂分布缺损，静息或再分布图像示缺损区域明显缩小或显像剂摄取有增加。提示存在部分心肌可逆性缺血，或心肌梗死并伴有缺血。④反向再分布：表现为延迟或再注射或静息心肌显像时，心肌缺损的放射性减少≥15%。可能与急性心梗再通后的心肌功能损伤、冠脉闭塞后侧支循环形成和冠脉血运重建术后心肌处于功能恢复中。⑤“花斑”样改变：表现为节段性分布、多处小范围、严重程度不一致的放射性稀疏或缺损，与冠脉供血分布不一致，可见于心肌炎和心肌病等。

3. 心肌灌注显像的主要临床应用。

诊断缺血性心脏病,用于冠心病心肌缺血的危险度分层和预后判断,用于临界病变功能意义的判断,用于评价冠心病治疗疗效以及血运重建术后冠脉再狭窄或桥血管再闭塞等,用于非心脏外科手术前的病人危险度评估,心功能不全或严重心律失常病人的病因诊断,存活心肌判断,心肌病的病因诊断,心肌炎的辅助诊断。

4. 心肌代谢显像和活力评估的主要方法和临床意义。

^{18}F-FDG葡萄糖代谢显像,脂肪酸代谢显像(包括^{11}C-棕榈酸和^{123}I-BMIPP),^{201}Tl负荷再分布法,^{201}Tl延迟再分布法,^{201}Tl再注射法,硝酸甘油介入^{201}Tl法,硝酸甘油介入^{99m}Tc-MIBI心肌显像法。临床意义:^{18}F-FDG PET显像目前仍然是临床判断存活心肌的"金"标准,通过核素显像对存活心肌的判断,可以对拟接受血运重建术的病人进行有效的筛选,评价手术或药物治疗后的疗效和判断预后,以及指导治疗决策的制订等。

5. 平衡法心血池显像所获得的主要参数有哪些?

①反映心室收缩功能的参数,包括心室射血分数(VEF)、局部射血分数(REF)、高峰射血率(PER)和前1/3射血分数(1/3EF)、心排血量(CO)和每搏容量(SV)等。②反映心室舒张功能的参数,包括高峰充盈率(PFR)、前1/3充盈分数(1/3FF)、高峰充盈时间(TPFR)和平均充盈率(AFR)等;③反映心室容量负荷的参数,包括舒张末期容量(EDV)、收缩末期容量(ESV)等。④局部心室壁活动,可分为运动正常、运动低下、无运动和反运动。

6. 平衡法心血池显像的主要适应证和禁忌证。

适应证包括:冠心病心肌缺血,室壁瘤的诊断,瓣膜性心脏病,心肌病,充血性心力衰竭,心脏传导异常,慢性阻塞性肺病与肺心病和药物对心脏毒性反应的监测。禁忌证包括:严重的心律失常,未能控制的不稳定性心绞痛,充血性心力衰竭失代偿期,严重的高血压(血压超过200/120mmHg),近期急性心肌梗死(距发作<48小时)。

7. 试述下肢深静脉显像常用的显像剂、正常图像和异常图像。

常用显像剂为^{99m}Tc标记人血清白蛋白大颗粒注射液(^{99m}Tc-MAA)。正常图像:双侧足背静脉同步注射后,动态显像可见双侧下肢静脉放射性呈同步上行,胫后静脉→胫前静脉→腓静脉→腘静脉→股静脉→髂静脉依次显像,最后入腹后向上汇合入下腔静脉,为对称性、连续的两支血管影,无放射性充盈缺损和侧支循环,松开止血带后的延迟影像可见双侧下肢局部无显像剂滞留。异常图像:可表现为血管完全性梗阻、不完全性梗阻和下肢静脉功能不全,图像上可分别表现为连续的影像突然完全中断、变细或侧支循环出现,由于^{99m}Tc-MAA有附着于血栓的作用,故在图像上可表现出局部"热"区,延迟显像见远端静脉内有放射性滞留。

8. 心肌乏氧显像常用的显像剂和主要临床应用。

常用的心肌乏氧显像剂主要包括硝基咪唑类和非硝基咪唑类这两类。前者主要有放射性卤素标记的MISO(misonidazole)及其衍生物、^{99m}Tc标记的硝基咪唑类化合物如^{99m}Tc-BMS181321(nitroimidazole)等;后者主要包括^{99m}Tc-HL91和^{62}Cu标记的BTS(bisthiosemicarbazone)衍生物等。主要临床应用:检测心肌缺血,评价新生血管形成,评价心肌病以及探讨心肌病的发病机制。

(程 旭)

第九章　内分泌系统显像

一、学习目标

1. 掌握　甲状腺静态显像和动态显像、^{131}I全身显像、甲状旁腺显像及肾上腺髓质显像的原理、方法、影像分析及主要临床应用价值。

2. 熟悉　甲状腺摄^{131}I功能试验、过氯酸钾释放试验及甲状腺激素抑制试验原理、方法、结果分析及临床应用。"高峰前移""分离现象"及甲状腺结节功能状态分类的基本概念。甲状腺显像与相关影像学检查的比较。

3. 了解　肾上腺皮质显像原理、方法、影像分析及临床意义。

二、重点和难点内容

（一）甲状腺静态显像和动态显像

1. 显像剂及原理

（1）静态显像：甲状腺具有选择性摄取和浓聚碘的能力，其被甲状腺摄取的速度和量与甲状腺功能有关。^{99m}Tc与碘同属一族，也能浓聚于甲状腺组织，且具有较放射性碘更好的物理特性，故常使用进行常规甲状腺显像。但^{99m}Tc不参与甲状腺激素的有机合成，它主要反映甲状腺的摄取或吸收功能。

（2）动态显像：肘静脉"弹丸"式注射$^{99m}TcO_4^-$后，$^{99m}TcO_4^-$将迅速通过心脏，进入甲状腺动脉系统灌注到甲状腺组织，其在甲状腺的流量和流速反映甲状腺及其病灶部位的血流灌注和功能状态。应用γ相机或SPECT快速连续显像，可以记录血流灌注甲状腺情况，结合甲状腺静态显像结果，可为甲状腺弥漫性或局限性疾病的诊断提供依据，结合甲状腺静态显像，可为甲状腺疾病的定性诊断提供依据。

2. 临床应用　异位甲状腺的诊断、甲状腺结节功能的判断和良恶性鉴别、分化型甲状腺癌转移灶的寻找及^{131}I治疗效果的评价、颈部肿块与甲状腺关系的判断、甲状腺及其结节重量的估计、甲状腺炎的辅助诊断。

（二）甲状旁腺显像

1. 原理及显像剂　^{99m}Tc-MIBI既可被功能亢进的甲状旁腺组织摄取，也可被甲状腺组织摄取，但其从甲状腺清除的速率要快于从功能亢进的甲状旁腺的清除速率，因此通过^{99m}Tc-MIBI延迟显像，可以显示功能亢进的甲状旁腺影像。^{201}Tl（^{201}铊）与^{99m}Tc-MIBI相同也可被甲状腺和功能亢进的甲状旁腺同时摄取，$^{99m}TcO_4^-$只被甲状腺组织摄取而不被甲状旁腺摄取，因此应用计算机图像减影技术，将^{201}Tl或^{99m}Tc-MIBI的图像减去$^{99m}TcO_4^-$的图像，也可得到功能亢进的甲状旁腺的影像。

2. 临床应用　主要用于甲状旁腺功能亢进的病因诊断，甲状旁腺腺瘤术前定位及术后随访。甲状旁腺显像诊断腺瘤的灵敏度主要取决于腺瘤大小及其代谢功能的活跃程度：一般重量1.0~1.5g者检出率80%；重量>1.5g，阳性率可达100%，诊断的准确率可达90%~95%，高于超声和CT，是目前较好的诊断和定位的影像学方法。手术切除腺瘤或增生病灶是治疗甲状旁腺功能亢进的有效方法。甲状旁腺显像可为手术提供病灶部位、数量、大小及功能等信息，对术中缩短寻找病灶时间、缩小探查范围、降低手术并发症有重要意义。

（三）肾上腺髓质显像

1. 原理及显像剂 胆固醇是合成皮质激素的原料，其被肾上腺皮质细胞摄取的量和速度与皮质功能相关，静脉注射同位素标记的胆固醇，其与天然胆固醇生物化学特性相似，也可被肾上腺皮质细胞摄取，并参与激素合成，因此利用显像仪可显示肾上腺皮质位置、大小、形态及功能状态。^{131}I-6-碘代胆固醇是较常用的显像剂。

2. 临床应用 肾上腺皮质功能亢进性疾病的定位诊断、探测皮质醇增多症术后复发病灶、监测移植肾上腺组织存活、肾上腺皮质癌及转移灶的辅助诊断。

（四）甲状腺摄^{131}I功能试验

1. 原理 碘是合成甲状腺激素的主要原料，其被甲状腺摄取的速度和数量以及在甲状腺内停留的时间与甲状腺功能状态密切相关。放射性碘与无机碘在机体内的生物学行为完全一致，口服一定量的^{131}I后，在不同的时间点分别测定甲状腺部位的放射性计数，可获得不同时间点的甲状腺摄^{131}I率，据此可判断甲状腺的功能状态。

2. 临床应用 甲状腺功能亢进症^{131}I治疗剂量的计算、甲状腺功能亢进症和甲状腺功能减退症辅助诊断、甲状腺功能亢进症与缺碘性甲状腺肿的鉴别诊断、甲状腺轴反馈调节功能的研究，评价甲状腺功能亢进治疗效果和预测复发、亚急性甲状腺炎或慢性淋巴细胞性甲状腺炎等的辅助诊断。

三、习题

（一）名词解释

1. 甲状旁腺双时相显像
2. 甲状腺“热”结节
3. 甲状腺^{131}I摄取试验
4. 甲状腺“冷”结节
5. 甲状腺动态显像
6. 甲状腺亲肿瘤阳性显像
7. 甲状旁腺显像
8. 肾上腺皮质显像
9. 肾上腺髓质显像
10. 过氯酸钾释放试验

11、T_3、T_4与甲状腺摄^{131}I率的“分离现象”

（二）填空题

1. 甲状腺具有选择性摄取和浓聚碘的能力，其被甲状腺摄取的速度和量与________有关。

2. 甲状腺结节部位显像剂分布与邻近正常甲状腺组织显像剂分布相比，甲状腺结节部位显像剂缺损，称为甲状腺______结节。

3. 甲状腺显像显示甲状腺的______、______、______、______及______，从而帮助诊断某些甲状腺疾病，代表了核医学的特点：______。

4. 四类甲状腺结节影像的特征为与邻近正常甲状腺组织比较，其显像剂分布表现为：热结节______，温结节______，凉结节______，冷结节______。

5. 甲状腺合成和分泌甲状腺激素的过程包括______、______、______、______。

6. 肾上腺皮质显像常用显像剂为______。双侧肾上腺皮质影像增大，放射性明显浓聚，提前(第3~5天)显影，主要见于______。双侧肾上腺皮质不显影主要见于______、______、______。

7. 肾上腺髓质显像常用显像剂为______，是______定位诊断的首选方法。

8. 过氯酸钾释放试验的释放率大于______，提示碘有机化明显障碍。

9. 甲状腺显像临床应用于：______，______，______，______，______。

10. 胆固醇是合成皮质激素的原料，其被肾上腺皮质细胞摄取的速度和量与______有关。

11. 肾上腺皮质显像可显示肾上腺皮质的______、______、______、______。

12. 肾上腺皮质和髓质显像均需要使用复方碘溶液封闭甲状腺，其目的是______。

13. 估算甲状腺重量时，K值常为______。

14. 甲状腺显像最常使用的显像剂是______。

15. 寻找异位甲状腺需要使用的显像剂是______。

16. 甲状腺功能测定的方法包括______、______、______。

17. 甲状腺显像可用于______、______、______、______、______。

18. 自主功能性甲状腺瘤时，甲状腺显像多表现______。

（三）单项选择题

【A1型题】

1. 人体内最大的内分泌腺体是
   A. 甲状旁腺　B. 甲状腺　C. 肾上腺　D. 胰腺　E. 胸腺

2. 甲状腺合成甲状腺激素主要需要
   A. ^{99m}Tc　B. Fe　C. I　D. Ca　E. Na

3. 甲状腺内的血流十分丰富，大约为
   A. 50~100ml/min　B. 100~150ml/min　C. 150~200ml/min
   D. 200~250ml/min　E. 300~350ml/min

4. 甲状腺摄^{131}I功能测定，若最高摄碘率高于当地正常值上限，摄^{131}I率高峰提前出现，2小时或3小时与24小时摄^{131}I率之比值＞80%，则提示
   A. 单纯性甲状腺肿　B. 甲亢　C. 甲减
   D. 甲状腺炎　E. 甲状腺瘤

5. 在行甲状腺^{131}I摄取试验时，病人通常需要空腹口服^{131}I
   A. 2~10μCi　B. 10~50μCi　C. 50~100μCi
   D. 100~200μCi　E. 400~600μCi

6. 行甲状腺^{131}I摄取试验时，需要用圆柱玻璃形管制备标准源，玻璃管内需要加水量是
   A. 20ml　B. 30ml　C. 50ml　D. 100ml　E. 200ml

7. 正常成人甲状腺摄^{131}I率达到高峰的时间是
A. 3小时　B. 6小时　C. 12小时
D. 24小时　E. 48小时

8. 正常成人行甲状腺激素抑制试验，其结果是
A. 抑制率>50%　B. 抑制率25%~50%　C. 抑制率<25%
D. 无抑制　E. 抑制率>90%

9. 对甲状腺疾病病人进行过氯酸钾释放试验时，所测得的口服^{131}I的释放率异常时是指
A. 大于2%　B. 大于5%　C. 大于8%
D. 大于10%　E. 大于20%

10. 过氯酸钾释放试验的目的是判断
A. 甲状腺有无碘的有机化障碍　B. 甲状腺有无缺碘
C. 甲状腺有无功能亢进　D. 甲状腺有无功能降低
E. 甲状腺摄取锝功能

11. 正常成人过氯酸钾释放试验的释放率为
A. <10%　B. >10%　C. >50%
D. <20%　E. >80%

12. 甲亢病人经治疗后，检查结果提示甲亢已经治愈，复发的可能性很小的是
A. 甲状腺摄^{131}I率正常　B. 甲状腺激素抑制试验的抑制率>50%
C. 过氯酸钾释放试验呈阳性　D. 甲状腺摄^{131}I率降低
E. 甲状腺激素正常

13. 甲亢病人行甲状腺^{131}I摄取试验，其最主要的目的是
A. 甲亢的诊断　B. 病人行^{131}I治疗时，给药剂量计算
C. 慢性淋巴细胞性甲状腺炎的诊断　D. 碘的有机化障碍诊断
E. 预测治疗效果

14. 甲状腺激素增高，但甲状腺摄^{131}I率减低，具有此疾病的典型表现是
A. 亚急性甲状腺炎　B. 甲亢
C. 甲低　D. 慢性淋巴细胞性甲状腺炎
E. 甲状腺腺瘤

15. 目前临床最常用的甲状腺显像剂是
A. $^{99m}TcO_4^-$　B. ^{131}I　C. ^{125}I　D. ^{123}I　E. ^{124}I

16. 只能反映甲状腺的摄取或吸收功能的显像剂是
A. $^{99m}TcO_4^-$　B. ^{131}I　C. ^{125}I　D. ^{123}I　E. ^{124}I

17. 甲状腺激素抑制试验主要用于
A. 鉴别诊断甲亢　B. 鉴别诊断甲低
C. 了解有无碘的有机化障碍　D. 诊断亚急性甲状腺炎
E. 鉴别诊断甲状腺癌

18. 甲状腺激素抑制试验，甲状腺功能被抑制时抑制率
A. >50%　B. <50%　C. >40%
D. >20%　E. >90%

19. 目前常用于异位甲状腺诊断、分化型甲状腺癌转移灶寻找的显像剂是

A. $^{99m}TcO_4^-$　　B. ^{131}I　　C. ^{125}I

D. ^{123}I　　E. ^{99m}Tc-MDP

20. 甲状腺显像前，病人不需要停服含碘的食物、药物、甲状腺制剂、抗甲状腺药物的显像剂是

A. $^{99m}TcO_4^-$　　B. ^{131}I　　C. ^{123}I

D. ^{131}I+^{123}I　　E. ^{124}I

21. 使用^{131}I行甲状腺显像，显像时间是在服用^{131}I后

A. 20~30分钟　　B. 1~2小时　　C. 4~6小时

D. 24小时　　E. 48小时

22. 由垂体分泌的与甲状腺功能直接有关的激素是

A. TSH　　B. TRH　　C. FSH

D. PRL　　E. PROG

23. 能准确定位甲状腺病灶位置的显像方式是

A. 甲状腺动态显像　　B. 甲状腺静态显像

C. 甲状腺SPECT断层显像　　D. 甲状腺SPECT/CT融合显像

E. 甲状腺MIBI显像

24. 初诊甲亢的病人，其甲状腺摄^{131}I率的典型特征是

A. 在服用^{131}I后24小时的摄^{131}I率明显升高，峰时位于24小时

B. 在服用^{131}I后24小时的摄^{131}I率低于正常范围

C. 在服用^{131}I后3~6小时的摄^{131}I率高于正常范围

D. 在服用^{131}I后24小时的摄^{131}I率高于正常范围且伴速度增快，甚至摄^{131}I率高峰提前出现

E. 在服用^{131}I后3~6小时的摄^{131}I率低于正常范围

25. $KClO_4$释放试验对下列疾病的诊断有较高的临床价值的是

A. 与甲状腺内的有机化障碍有关的疾病

B. 亚急性甲状腺炎

C. 功能自主性甲状腺腺瘤

D. 甲状腺髓样癌

E. 甲状腺乳头状癌

26. 亚急性甲状腺炎在发作期时，在核医学检查中最典型的表现是

A. 血清T_3、T_4下降和血清TSH增高

B. 甲状腺自身抗体（TgAb、TmAb）增高

C. 血清T_3、T_4浓度增高伴甲状腺摄^{131}I率降低

D. 血清T_3、T_4浓度增高伴甲状腺摄^{131}I率升高

E. TRAb升高

27. 区分功能自主性甲状腺瘤（Plummer病）和先天性一侧甲状腺缺如可依靠下列手段中的

A. $^{99m}TcO_4^-$甲状腺静态显像+TSH兴奋显像

B. $^{99m}TcO_4^-$甲状腺静态显像
C. $^{99m}TcO_4^-$甲状腺动态显像
D. 甲状腺B超
E. ^{131}I甲状腺静态显像

28. 甲状腺结节部位显像剂分布比邻近正常甲状腺组织显像剂分布高，该结节称为
A. 热结节　B. 温结节　C. 凉结节
D. 冷结节　E. 恶性结节

29. 诊断分化型甲状腺癌转移灶最合适的放射性核素显像是
A. ^{99m}Tc-MDP　B. ^{113m}In胶体　C. Na^{131}I
D. $^{99m}TcO_4^-$　E. ^{18}F-NaF

30. 甲状腺结节部位显像剂分布比邻近正常甲状腺组织显像剂分布减少，该结节称为
A. 热结节　B. 温结节　C. 凉结节
D. 冷结节　E. 良性结节

31. $^{99m}TcO_4^-$和^{131}I作为甲状腺显像剂，反应机制不同，正确的是
A. ^{99m}Tc摄取，^{131}I有机化　B. ^{99m}Tc有机化，^{131}I有机化
C. ^{99m}Tc摄取，^{131}I摄取　D. ^{99m}Tc摄取，^{131}I摄取+有机化
E. ^{99m}Tc摄取，^{99m}Tc有机化

32. 在甲状腺显像时，$^{99m}TcO_4^-$显像表现为"热结节"或"温结节"时，^{131}I显像时表现为"凉结节"或"冷结节"，其原因可能是
A. 结节功能亢进　B. 结节功能低下
C. 病变结节存在碘有机化障碍　D. 结节恶变
E. 功能自主性甲状腺结节

33. $^{99m}TcO_4^-$一般不用来检查胸骨下或胸骨后甲状腺肿，因为
A. 来自大血管的放射性干扰　B. 这种情况下吸收不良
C. 呼吸道疾病的影响　D. 这种情况通常有副叶存在
E. 胸腺瘤的可能

34. 甲状腺显像可见四种结节，其中恶变概率最高的是
A. 热结节　B. 温结节　C. 凉结节
D. 冷结节　E. 热结节与温结节

35. 对功能自主性甲状腺结节，以下检查对诊断最具有决定性价值的是
A. 血清甲状腺激素测定　B. 甲状腺显像　C. 甲状腺摄^{131}I试验
D. 过氯酸钾释放试验　E. B超

36. 甲状腺静态显像显示病变结节为"冷"或"凉"结节区域，而在动态现象上表现为血流丰富，则
A. 甲状腺癌可能性大　B. 结节性甲亢可能性大　C. 甲状腺囊肿可能性大
D. 甲状腺腺瘤可能性大　E. 甲状腺炎

37. 在甲状腺亲肿瘤显像中，主要用于无摄碘功能或者分化不好的甲状腺癌诊断和术后随访的是
A. ^{18}F-FDG　B. ^{99m}Tc-MIBI　C. ^{201}TlCl

D. ^{99m}Tc-DMSA　　E. $^{99m}TcO_4^-$

38. 甲状旁腺显像方法有

A. $^{201}Tl/^{99m}TcO_4^-$显像减影法　　B. ^{99m}Tc-MIBI/$^{99m}TcO_4^-$显像减影法

C. ^{99m}Tc-MIBI双时相法　　D. A、B、C均是

E. $^{99m}TcO_4^-$显像双时相法

39. 甲状旁腺显像主要用于

A. 甲旁亢的病因诊断　　B. 甲状旁腺腺瘤术前定位及术后随访

C. 甲亢诊断　　D. 甲状腺癌诊断

E. 甲状旁腺癌诊断

40. 肾上腺皮质显像可显示

A. 肾脏的位置、形态、大小和功能

B. 肾上腺髓质的位置、形态、大小和功能

C. 肾上腺皮质的位置、形态、大小和功能

D. 肾上腺皮质的解剖结构

E. 肾上腺髓质的解剖结构

41. 以下影像检查需要使用复方碘溶液封闭甲状腺的是

A. 甲状腺亲肿瘤显像　　B. 甲状旁腺显像　　C. 肾上腺皮质显像

D. 甲状腺血流显像　　E. 清甲显像

42. ^{131}I碘代胆固醇进入体内后，主要通过以下系统排出体外的是

A. 泌尿系统　　B. 肝胆肠道　　C. 呼吸系统

D. 皮肤分泌　　E. 皮肤排泄

43. 甲状腺滤泡上皮细胞摄取碘的方式是

A. 主动转运　　B. 被动转运　　C. 自由扩散

D. 入胞作用　　E. 顺流进入

44. 甲状旁腺细胞分泌

A. 甲状腺激素　　B. 甲状旁腺激素　　C. 降钙素

D. 甲状腺球蛋白　　E. 维生素D

45. 甲状腺摄^{131}I率降低，T_3、T_4增高的疾病是

A. 甲亢　　B. 桥本甲状腺炎　　C. 亚急性甲炎

D. 结节性甲肿　　E. 甲状腺癌

46. 甲状腺肿大，吸^{131}I率正常，T_3和T_4降低，$KClO_4$阳性，考虑是

A. 桥本病　　B. 家族性甲状腺有机合成障碍　　C. 地方性甲肿

D. 高碘甲状腺肿　　E. 甲状腺乳头状癌

47. 出现甲状腺摄^{131}I率高峰提前的是

A. 甲状腺功能亢进症　　B. 甲状腺功能减退症　　C. 甲状腺腺瘤

D. 亚急性甲状腺炎　　E. 桥本氏甲状腺炎

48. 过氯酸钾释放试验主要用于诊断

A. 甲状腺内有无碘的有机化障碍　　B. 甲状腺功能亢进症

C. 甲状腺功能减退症　　D. 亚急性甲状腺炎

E. 甲状腺癌

49. 目前判断甲状腺功能首选的检查是

A. 血清sTSH、FT_3、FT_4测定　　B. 甲状腺摄^{131}I功能试验

C. 甲状腺激素抑制试验　　D. 过氯酸钾释放试验

E. 甲状腺扫描

50. 甲状腺结节的第一选择诊断项目是

A. 血甲功　B. B超　C. 甲扫　D. 颈部CT　E. MRI

51. 某病人的检查结果为：FT_3、FT_4增高，TGAb、TPO-Ab阳性，摄^{131}I率低于正常。诊断应首先考虑

A. 甲状腺功能亢进　B. 甲状腺功能低下　C. 甲状腺腺瘤

D. 亚急性甲状腺炎　E. 甲状腺癌

52. $^{99m}TcO_4^-$与^{131}I在甲状腺内分布的区别是，$^{99m}TcO_4^-$

A. 仅被甲状腺组织吸附　B. 参与甲状腺激素合成　C. 参与甲状腺激素代谢

D. 甲状腺激素形式滞留　E. 甲状腺特异摄取

53. 在常规甲状腺显像时，见甲状腺双叶弥漫性肿大，显像剂分布均匀性增高，唾液腺未见显影。诊断应首先考虑

A. 甲状腺功能亢进症　B. 甲状腺功能减退症　C. 甲状腺腺瘤

D. 亚急性甲状腺炎　E. 甲状腺癌

54. 某一甲状腺疾病病人行甲状腺显像，结果显示甲状腺显影不清，颌下腺、舌下腺、腮腺以及口腔内有较多的显像剂分布。**不可能**的原因是

A. 亚急性甲状腺炎　　B. 甲状腺功能亢进

C. 甲状腺功能减退　　D. 服用甲状腺素片或者抗甲状腺药物

E. 甲状腺异位

55. 甲状腺显像中**不可能**表现为“冷结节”的是

A. 甲状腺囊肿　B. 甲状腺局部出血　C. 甲状腺炎

D. 甲状腺高功能腺瘤　E. 甲亢

56. 甲状腺恶性肿瘤，甲状腺动态显像和静态显像分别表现为

A. 血供丰富、冷结节　B. 血供丰富、热结节　C. 血供低下、冷结节

D. 血供低下、热结节　E. 甲状腺始终不显影

57. 功能自主性甲状腺瘤和先天性一叶缺如的鉴别，需要行

A. $^{99m}TcO_4^-$甲状腺静态显像+TSH兴奋显像

B. 甲状腺B超

C. $^{99m}TcO_4^-$甲状腺动态显像

D. $^{9m}TcO_4^-$甲状腺静态显像

E. ^{131}I甲状腺静态显像

58. 肾上腺皮质显像使用的显像剂是

A. ^{131}I-间位碘代苄胍　B. ^{131}I-碘代胆固醇　C. ^{99m}Tc-MIBI

D. $^{99m}TcO_4^-$　E. ^{99m}Tc-DMSA

59. 肾上腺髓质显像使用的显像剂是

A. ^{131}I-间位碘代苄胍　　B. ^{131}I-碘代胆固醇　　C. ^{99m}Tc-MIBI
D. $^{99m}TcO_4^-$　　E. ^{99m}Tc-DTPA

60. 诊断嗜铬细胞瘤最常用的显像剂是
A. ^{131}I-间位碘代苄胍　　B. ^{131}I-碘代胆固醇　　C. ^{99m}Tc-MIBI
D. $^{99m}TcO_4^-$　　E. ^{99m}Tc-MDP

61. 甲状腺髓样癌诊断的血清标志物是
A. Tg　　B. 骨钙素　　C. 降钙素　　D. TgAb　　E. AFP

62. 异位甲状腺显像诊断选用的显像剂为
A. ^{131}I　　B. ^{99m}Tc-DTPA　　C. ^{99m}Tc-MIBI
D. ^{99m}Tc(Ⅴ)-DMSA　　E. ^{99m}Tc-MDP

63. DTC病人转移灶^{131}I扫描阳性提示
A. 分化程度高　　B. 分化程度低　　C. 失分化
D. 未分化　　E. 无转移

64. 甲状腺显像估算重量,计算公式为m=Ahk,k最适宜取的值是
A. 0.2　　B. 0.3　　C. 0.4　　D. 0.23或0.32　　E. 0.6

65. 甲癌术后发现甲区肿块,考虑甲癌复发可能的情况是
A. MIBI+$^{99m}TcO_4^-$冷结节　　B. MIBI+$^{99m}TcO_4^-$温结节　　C. MIBI+$^{99m}TcO_4^-$热结节
D. MIBI-$^{99m}TcO_4^-$冷结节　　E. FDG未见异常

66. 肾上腺皮质显像中的DX抑制试验主要用来鉴别
A. 皮质增生与腺瘤　　B. 皮质增生与皮质萎缩　　C. 皮质癌与皮质增生
D. 双侧增生还是单侧增生　　E. 皮质功能减低

（四）问答题

1. 简述甲状腺静态显像的原理及图像分析。
2. 简述甲状腺^{131}I摄取试验的原理及结果分析。
3. 简述甲状腺激素抑制试验的原理及结果分析。
4. 简述过氯酸钾释放试验的原理及结果分析。
5. 怀疑甲状腺包块时,可考虑哪些核医学检查?
6. 甲状腺的核医学检查方法有哪几类?每一类各举两方法说明。
7. 简述甲状旁腺显像的原理及其临床应用。
8. 简述肾上腺皮质显像的原理及其临床应用。
9. 简述肾上腺髓质显像的原理及其临床应用。
10. 影响甲状腺摄^{131}I的主要因素有哪些?

四、参考答案

（一）名词解释

1. 甲状旁腺双时相显像: ^{99m}Tc-MIBI双时相显像的早期相:显示甲状腺和甲状旁腺影像。延迟相:甲状腺影像消退,延迟显像可反映功能亢进的甲状旁腺组织。

2. 甲状腺“热”结节: 在甲状腺静态显像中,当甲状腺结节部位显像剂分布高于邻近正常甲状腺组织显像剂分布时,该结节即为热结节。甲状腺“热”结节多见于功能自主性

甲状腺腺瘤或结节性甲状腺肿伴功能自主性结节，癌变的可能性小。

3. 甲状腺^{131}I摄取试验： ^{131}I与无机碘在机体内的生物学行为完全一致，因此口服一定量的^{131}I后，在不同的时间点分别用甲状腺功能测量仪在颈前测定甲状腺部位的放射性计数，可获得不同时间点的甲状腺摄^{131}I率，并据此判断甲状腺的功能状态。

4. 甲状腺"冷"结节： 在甲状腺静态显像中，当甲状腺结节部位无显像剂分布时，该结节即为冷结节。"冷"结节表明甲状腺局部组织无功能，可见于甲状腺囊肿、钙化、纤维化、腺瘤出血、甲状腺癌等。冷结节恶性概率较高，单发的"冷"结节恶变概率最高可达20%，多发性"冷"结节的癌变率约0~18.3%。

5. 甲状腺动态显像： 肘静脉"弹丸"式注射$^{99m}TcO_4^-$后，$^{99m}TcO_4^-$将迅速进入甲状腺动脉系统并灌注到甲状腺组织，应用γ相机或SPECT快速连续显像，可以获得甲状腺血流灌注情况，其在甲状腺的流量和流速反映甲状腺及其病灶部位的血流灌注和功能状态。结合甲状腺静态显像结果，可为甲状腺疾病的定性诊断提供依据。

6. 甲状腺亲肿瘤阳性显像： 在$^{99m}TcO_4^-$常规甲状腺显像表现为"冷"或"凉"结节的病人，在甲状腺内显像剂接近本底水平时，再次注射^{99m}Tc-MIBI、^{201}TlCl、^{99m}Tc-DMSA等亲肿瘤显像剂行甲状腺早期及延迟显像。若原"冷"或"凉"结节部位明显浓聚肿瘤显像剂，则高度提示该"冷"或"凉"结节为恶性肿物。

7. 甲状旁腺显像： ^{99m}Tc-MIBI既可被功能亢进的甲状旁腺组织摄取，也可被甲状腺组织摄取，但其从甲状腺清除的速率要快于从功能亢进的甲状旁腺的清除速率，因此通过^{99m}Tc-MIBI延迟显像，可以显示功能亢进的甲状旁腺组织。

8. 肾上腺皮质显像： 放射性核素标记的胆固醇与天然胆固醇生物化学特性相似，静脉注射后，也可被肾上腺皮质细胞摄取，并参与激素合成，其被肾上腺皮质细胞摄取的量和速度与皮质功能相关；利用显像仪可显示肾上腺皮质位置、大小、形态及功能状态。

9. 肾上腺髓质显像： 放射性核素碘标记的间位碘代苄胍（MIBG）化学结构类似于去甲肾上腺素，注入体内后也能被再摄取进入细胞浆中并储存胞囊内，但其不会产生类似去甲肾上腺素的药理作用。利用显像仪可使肾上腺髓质及富含肾上腺素能神经的组织或病灶特异性显影。

10. 过氯酸钾释放试验： 过氯酸钾和卤族元素在体内的生物学行为相似，容易被甲状腺摄取，并能竞争抑制甲状腺对碘离子的摄取，促使甲状腺内未被有机化的碘离子释放入血液。正常人无机碘离子进入甲状腺后在过氧化物酶作用下迅速被氧化为碘分子并被有机化（即酪氨酸碘化），因此腺体内无机碘离子很少。当甲状腺过氧化物酶缺陷时，细胞内的碘离子可被过氯酸钾置换释放出来。通过测量口服过氯酸钾前后甲状腺摄^{131}I率的变化，以判定甲状腺有无碘的有机化障碍。

11. T_3、T_4与甲状腺摄^{131}I率的"分离现象"： 血清T_3、T_4浓度增高而甲状腺吸碘率下降，即为T_3、T_4与甲状腺摄^{131}I率的"分离现象"，它是亚急性甲状腺炎的一个特征。

（二）填空题

1. 甲状腺功能
2. 冷
3. 位置　形态　大小　功能　显像剂分布　功能显像
4. 显像剂分布增高　显像剂分布相似　显像剂分布减低　显像剂分布缺损
5. 碘摄取　碘的有机化（碘化）　偶联　甲状腺激素的释放

6. ^{131}I-6-碘代胆固醇（^{131}I-6-IC） 双侧皮质增生性病变 少数正常人 肾上腺皮质癌 受有关药物的影响

7. ^{131}I-间位碘代苄胍（^{131}I-MIBG） 嗜铬细胞瘤

8. 50%

9. 异位甲状腺的诊断 甲状腺结节功能的判断 判断肿块与甲状腺的关系 甲状腺癌转移灶的定位 甲状腺大小和质量的估计

10. 皮质功能

11. 位置 形态 大小 功能状态

12. 阻断或减少甲状腺对游离^{131}I的摄取

13. 0.23~0.32

14. $^{99m}TcO_4^-$（高锝酸盐）

15. ^{131}I

16. 甲状腺^{131}I摄取试验 甲状腺激素抑制试验 过氯酸钾释放试验

17. 异位甲状腺及先天性甲减的诊断 甲状腺结节功能及性质的判断和颈部肿块与甲状腺的关系判断 判断颈部肿块与甲状腺的关系 甲状腺癌诊断及功能性甲状腺癌转移灶的寻找定位 甲状腺重量的估计

18. 热结节

（三）单项选择题

【A1型题】

1. B　2. C　3. B　4. B　5. A　6. B　7. D　8. A　9. D　10. A
11. A　12. B　13. B　14. A　15. A　16. A　17. A　18. A　19. A　20. A
21. D　22. A　23. D　24. D　25. A　26. C　27. A　28. A　29. C　30. C
31. D　32. C　33. A　34. D　35. B　36. A　37. A　38. D　39. A　40. C
41. C　42. B　43. A　44. B　45. C　46. A　47. A　48. A　49. A　50. B
51. D　52. A　53. A　54. B　55. D　56. A　57. A　58. B　59. A　60. A
61. C　62. A　63. A　64. D　65. A　66. A

（四）问答题

1. 简述甲状腺静态显像的原理及图像分析。

（1）甲状腺静态显像的原理：正常甲状腺具有摄取和浓聚放射性碘^{131}I、^{123}I的能力，其被甲状腺摄取的速度和量与甲状腺功能有关，因此应用核素显像仪可使甲状腺显像，了解甲状腺位置、形态、大小、有无占位性病变以及病变部位的功能状态，利用^{131}I全身显像，可使分化较好的有功能的甲状腺癌转移灶及异位甲状腺显影。

（2）甲状腺静态显像的图像分析要点有

1）正常图像：①平面显像：正常甲状腺位于颈前正中、气管两侧，呈蝴蝶状，分左右两叶。两叶内显像剂分布基本均匀，边缘及峡部显像剂分布较淡，峡部或一叶的上方有时可见显像剂分布较低的锥体叶影。②断层影像上，横断面两叶多近似圆点状，相当于峡部影像可相连也可分开，冠状断面影像与平面像类似；矢状面两叶图像近似甲状腺侧位影像。③在$^{99m}TcO_4^-$作显像剂时，除甲状腺显影外，还可见颌下腺、腮腺及口鼻腔黏膜等组织显影。

2）异常图像：包括位置异常、形态异、大小异常、显像剂分布异常。

2. 简述甲状腺^{131}I摄取试验的原理及结果分析。

（1）甲状腺^{131}I摄取试验的原理：碘是合成甲状腺激素的主要原料，其被甲状腺摄取的速度和数量以及在甲状腺内停留的时间，与甲状腺功能状态密切相关。放射性核素碘与无机碘在机体内的生物学行为完全一致，口服一定量的^{131}I后，在不同的时间点分别用甲状腺功能测量仪在颈前测定甲状腺部位的放射性计数，可获得不同时间点的甲状腺摄^{131}I率，并据此判断甲状腺的功能状态。

（2）结果分析：因地域、饮食、环境中含碘量高低及采用的测量仪器、方法的不同，甲状腺摄^{131}I率的正常参考范围有很大差异。但共同的规律是随时间延长而逐渐升高，24小时达高峰。一般2~3小时摄^{131}I率为15%~25%，4~6小时摄^{131}I率为20%~30%，24小时摄^{131}I率为30%~50%。2~6小时摄^{131}I率为24小时的50%左右，两者比值在0.37~0.6之间。青少年吸^{131}I率较成年人可高13%~20%，年龄越小，增高越明显，有时还有高峰前移。

3. 简述甲状腺激素抑制试验的原理及结果分析。

（1）甲状腺激素抑制试验的原理：正常情况下，甲状腺摄^{131}I率受腺垂体分泌的促甲状腺激素调控和血中T_3、T_4反馈调节。当口服甲状腺激素后，血液中T_3、T_4水平升高，通过负反馈作用，抑制腺垂体分泌TSH，甲状腺摄^{131}I率随之明显降低。但甲亢时，由于存在非垂体的病理性甲状腺刺激因素，导致甲状腺对碘的摄取不再受TSH调节，所以甲状腺摄^{131}I功能不受抑制而仍然增高。

（2）结果分析：正常人抑制率＞50%，抑制率25%~50%为轻度抑制，需进一步检查或可考虑抗甲状腺药物试验性治疗。抑制率＜25%或无抑制者提示甲亢。

4. 简述过氯酸钾释放试验的原理及结果分析。

（1）过氯酸钾释放试验的原理：过氯酸钾和卤族元素在体内的生物学行为相似，容易被甲状腺摄取，并能竞争抑制甲状腺对碘离子的摄取，并促使甲状腺内未被有机化的碘离子释放入血液。正常人无机碘离子进入甲状腺后在过氧化物酶作用下迅速被氧化为碘分子并被有机化，因此腺体内无机碘离子很少。当甲状腺过氧化物酶缺陷时，细胞内的碘离子可被过氯酸钾置换释放出来。通过测量口服过氯酸钾前后甲状腺摄^{131}I率的变化，以判定甲状腺有无碘的有机化障碍。

（2）结果分析：正常人释放率＜10%。释放率＞10%提示碘有机化部分障碍，释放率＞50%提示碘有机化明显障碍。

5. 怀疑甲状腺包块时，可考虑哪些核医学检查？

通过甲状腺静态显像观察结节是单发抑或多发、甲状腺血流灌注显像了解包块处的血运丰富情况、亲肿瘤阳性显像是否为阳性以及抑制或兴奋显像等。

6. 甲状腺的核医学检查方法有哪几类？每一类各举两方法说明。

研究甲状腺的核医学方法有四类：

（1）反映甲状腺摄取无机碘，有机化合成，分泌甲状腺激素等过程的方法，如甲状腺吸^{131}I率的测定，甲状腺显像的检查。

（2）反映循环血液中甲状腺激素水平的方法，如血清游离甲状腺激素浓度测定。

（3）反映下丘脑腺垂体甲状腺相互关系的诊断指标，如血清促甲状腺激素浓度的测定，促甲状腺释放激素浓度的测定。

（4）反映甲状腺免疫亢进状态的诊断指标，如甲状腺珠蛋白抗体测定，甲状腺微粒体的亢进测定。

7. 简述甲状旁腺显像的原理及其临床应用。

（1）甲状旁腺显像的原理：^{99m}Tc-甲氧基异丁基异腈（^{99m}Tc-MIBI）既可被功能亢进的甲状旁腺组织摄取，也可被甲状腺组织摄取，但其从甲状腺清除的速率要快于从功能亢进的甲状旁腺的清除速率，因此通过^{99m}Tc-MIBI延迟显像，可以显示功能亢进的甲状旁腺影像。^{201}Tl与^{99m}Tc-MIBI相同也可被甲状腺和功能亢进的甲状旁腺同时摄取，$^{99m}TcO_4^-$只被甲状腺组织摄取而不被甲状旁腺摄取，因此应用计算机图像减影技术，将^{201}Tl或^{99m}Tc-MIBI的图像减去$^{99m}TcO_4^-$的图像，也可得到功能亢进的甲状旁腺的影像。

（2）临床应用：甲状旁腺显影主要用于甲旁亢的病因诊断、甲状旁腺腺瘤术前定位及术后随访。甲状旁腺显像对于较大的或者代谢功能较为活跃的腺瘤诊断的准确率可达90%~95%，灵敏度90%左右，高于超声和CT，是目前较好的诊断和定位的影像学方法。甲状旁腺显像可于术前确定病灶部位、数量及功能，对保证手术治疗成功有重要意义。

8. 简述肾上腺皮质显像的原理及其临床应用。

（1）肾上腺皮质显像的原理：胆固醇是合成皮质激素的原料，其被肾上腺皮质细胞摄取的量和速度与皮质功能相关，静脉注射放射性核素标记的胆固醇，其与天然胆固醇生物化学特性相似，也可被肾上腺皮质细胞摄取，并参与激素合成，因此利用显像仪可显示肾上腺皮质位置、大小、形态及功能状态。

（2）临床应用

1）各种肾上腺皮质功能亢进疾病的病理和定位诊断。

2）探测皮质醇增多症术后复发病灶。

3）监测移植肾上腺组织存活。

4）肾上腺皮质癌的辅助诊断。

9. 简述肾上腺髓质显像的原理及其临床应用。

（1）原理：肾上腺髓质能合成和分泌肾上腺素和去甲肾上腺素，其中去甲肾上腺素还可被再摄取进入细胞浆中并储存于胞囊内。放射性核素碘标记的间位碘代苄胍化学结构类似于去甲肾上腺素，注入体内后也能够通过上述过程储存于相同胞囊内，但其不会产生类似去甲肾上腺素的药理作用。因此可使肾上腺髓质及富含肾上腺素能神经的组织或病灶特异性显影。

（2）临床应用：①嗜铬细胞瘤的定位；②恶性嗜铬细胞瘤转移灶的诊断；③交感神经细胞瘤和交感神经母细胞瘤的诊断。

10. 影响甲状腺摄^{131}I的主要因素有哪些？

（1）生理因素：儿童及青春期、妊娠6周后及绝经期。

（2）环境因素：沿海及山区等。

（3）药物因素：含碘及含溴的药物、甲状腺素及抗甲状腺药物、激素、硫氰酸盐、过氯酸钾及硝酸盐等。

（关晏星）

第十章　神经系统显像

一、学习目标

1. 掌握　脑血流灌注显像的原理及临床应用。

2. 熟悉　脑葡萄糖代谢显像的原理及临床应用。

3. 了解　脑神经受体和递质显像。

二、重点和难点内容

（一）脑血流灌注显像的原理及临床应用

1. 脑血流灌注显像的原理　脑血流灌注显像剂具有分子量小、不带电荷、脂溶性高的共同特点，静脉注射后能通过完整的血脑屏障进入脑细胞，经水解酶或脱脂酶的作用由脂溶性变成水溶性，因而不能反扩散出脑细胞而停留其内。其进入脑细胞的量与局部脑血流量成正比，用SPECT进行脑断层显像，经图像重建处理后可获得横断面、冠状面和矢状面的断层影像，显示大脑、小脑、基底节和脑干等各个部位局部血流量的影像，根据一定的生理数学模型，可以计算出各部位的局部脑血流量（regional cerebral blood flow，rCBF）和全脑平均血流量（cerebral blood flow，CBF）。

2. 脑血流灌注显像临床应用　缺血性脑血管病的诊断、癫痫灶的定位诊断、痴呆的诊断与鉴别诊断、颅脑外伤功能性诊断及治疗随访评价、脑肿瘤手术及放疗后复发与坏死的鉴别诊断、脑功能性研究。

（二）脑葡萄糖代谢的原理及临床应用

1. 脑代谢显像的原理　葡萄糖几乎是脑细胞能量代谢的唯一来源。氟[^{18}F]-2-脱氧葡萄糖（^{18}F-FDG）为葡萄糖的类似物，静脉注入人体后进入脑组织，在已糖激酶的作用下磷酸化生成6-磷酸-FDG，后者不能参与葡萄糖的进一步代谢而滞留于脑细胞内。通过显像，可以反映大脑生理和病理情况下葡萄糖代谢情况，了解脑局部葡萄糖的代谢状态。

2. 脑代谢显像临床应用　癫痫灶的定位诊断、术前评价与疗效判断、痴呆（dementia）的诊断及鉴别诊断、病程评价、脑肿瘤的诊断、缺血性脑血管病变的诊断、脑外伤的诊断、精神疾病和脑功能研究。

三、习题

（一）名词解释

1. crossed cerebellar diaschisis
2. luxury perfusion
3. steal phenomena

4. rCBF

5. neuroreceptor imaging

6. 脑葡萄糖代谢显像

7. 脑池显像

8. 血脑屏障功能显像

9. 脑灌注显像介入试验

10. 脑室显像

(二)填空题

1. 理想脑灌注显像剂应具备以下特性:________,________,________。

2. 脑血流灌注显像可用于脑梗死的早期诊断、预后评估、临床观察和疗效监测。影像表现为________,常较CT显示的低密度区要________。

3. Alzheimer病(AD)的SPECT脑灌注显像影像的典型表现为________,多发性脑梗死(MD)多表现为________。轻中度Alzheimer病(AD)脑葡萄糖代谢显像典型表现为________。

4. 神经脑受体显像是将放射性核素标记的________或________引入人活体后能选择性地与靶器官或组织细胞的受体相结合,通过PET或SPECT显像,显示受体的________及其________、________、________和________,称之为神经受体显像。

5. 脑血流灌注显像能灵敏发现短暂性脑缺血发作(TIA)的缺血病灶,在SPECT影像上常表现为________。

6. 脑灌注显像介入试验是指通过________的介入,使正常组织及对之具有反应的部位局部血流量增加,而无反应部位的rCBF不能增加,从而增强了正常与病变部位图像的对比度,提高疾病的阳性诊断率。

7. 癫痫发作时,脑血流灌注显像可见癫痫灶的显像剂分布比周围正常组织________;而在发作间期则可见癫痫灶的显像剂分布比周围正常组织________。

8. 局部脑血流断层显像中异常放射性稀疏分布的读片要点往往需要在连续的________个以上层面发现,并在其他层面伴有相应表现。

9. 帕金森病是发生于中老年人的神经系统疾病,SPECT脑灌注显像表现为________。脑葡萄糖代谢显像在早期表现为________部位显像剂分布降低,晚期表现为________部位显像剂分布降低。

10. 多巴胺能神经递质系统显像包括DA递质、DA转运蛋白(dopamine transporter, DAT)和DA受体(D1、D2、D3、D4和D5受体)显像: ①DA递质显像剂包括:________。②多巴胺转运蛋白(DAT)显像: DAT是位于________的单胺特异转运蛋白,可以调控________的DA浓度。显像剂是放射性核素标记的与DAT有高亲和力的配体如________等。③多巴胺受体显像中,D1受体显像剂在临床中应用较多的是________。D_2受体显像剂的研究很活跃,主要包括有螺环哌啶酮类衍生物如________,替代基苯甲酰胺类衍生物如________。

11. 脑血流灌注显像显像剂^{99m}Tc-HMPAO主要优点是________,缺点是________;^{99m}Tc-ECD主要优点是________。

12. ________是AD老年斑的主要成分,也是AD发病机制中至关重要的部分,近年来已成为研究的热点,放射性核素标记的探针有________。

13. “弹丸”式静脉注射显像剂，如^{99m}Tc-DTPA行血脑屏障功能显像，正常情况下，由________成五叉影像。脑死亡的典型表现为：________。

14. 亨廷顿病的FDG PET代谢显像表现为________，而多巴胺受体显像表现为________。

15. 脑CT灌注成像与核医学脑血流灌注显像比较具有________；而放射性核素脑血流灌注显像可弥补CT灌注成像________缺乏的不足。

16. MR脑功能成像（fMRI）最大优势在于可实时观察________的变化。与放射性核素脑显像最主要区别是：fMRI得到的功能信号来自________的变化。

17. PET脑血流灌注显像常用的显像剂为________。^{15}O半衰期为________，因而可以在短期内对同一受检者进行重复显像，适用于各种激活试验脑功能显像研究中。^{13}N半衰期为________，显像较为方便。

18. SPECT脑血流灌注显像前准备包括口服________封闭脉络丛、甲状腺和鼻黏膜。注射前病人处于________环境中，带________给予视听封闭。

19. 药物负荷试验用乙酰唑胺原理：乙酰唑胺能抑制脑内________的活性，使碳酸脱氢氧化过程受到抑制，脑内pH急剧下降，引起正常脑血管扩张，rCBF增加________；而病变血管扩张反应很弱，在缺血区或潜在缺血区rCBF增加不明显，因而在影像上表现为相对的放射性稀疏或缺损区。

20. 正常脑血流断层显像（rCBF），大脑及小脑皮质、基底神经节、丘脑和脑干等灰质呈放射性________，白质和脑室呈________。

（三）单项选择题

【A1型题】

1. 不属于脑血流灌注显像剂的是

A. ^{99m}Tc-HMPAO　　B. ^{99m}Tc-ECD　　C. ^{123}I-IMP

D. ^{18}F-FDG　　E. ^{133}Xe

2. 脑梗死在脑灌注显像上，能显示出异常影像的时间是

A. 发病即刻　　B. 发病6小时后　　C. 发病一天后

D. 发病2~3天后　　E. 发病一周后

3. 理想的脑灌注显像剂应具备的特性不包括

A. 具有穿透血脑屏障的能力　　B. 在脑中滞留足够的时间

C. 具有确定的脑区域分布　　D. 在脑组织中清除快

E. 一旦经血-脑脊液屏障进入脑细胞后，转变为极性化合物，不能再扩散回血液中

4. 短暂性脑缺血发作（TIA）脑血流灌注显像典型表现为

A. 局限性异常放射性增高影　　B. 脑萎缩征

C. 交叉性小脑失联络现象　　D. 局限性异常放射性减低

E. 双侧顶叶和颞叶放射性明显减低

5. 有关SPECT脑血流显像诊断TIA，以下说法错误的是

A. 可以灵敏地检出TIA缺血病灶

B. 影像常表现为相应部位的放射性稀疏或缺损区，可单个或多个

C. 发病后尽早检查可提高诊断阳性率

D. 发病后2周检查阳性率最高

E. 为提高诊断灵敏度，可使用介入试验

6. 局部脑血流断层显像中异常放射性稀疏分布的读片要点中

A. 某一断面同一部位一个以上层面异常表现，并在其他断面的相应层面上有相应表现

B. 某一断面同一部位连续两个以上层面异常表现，并在其他断面的相应层面上有相应表现

C. 某一断面同一部位连续三个以上层面异常表现，并在其他断面的相应层面上有相应表现

D. 只要某一断面的某个层面有异常表现，即可诊断

E. 某一断面连续三个以上层面有异常表现即可诊断

7. 关于脑灌注显像介入试验，**错误**的是

A. 可以通过生理性刺激或药物（如某些血管扩张剂）来完成

B. 药物负荷试验可应用乙酰唑胺（acetazolamide）或别名醋唑磺胺、双嘧达莫、腺苷等药物介入试验，可以提高该病的阳性检出率

C. 有助于隐匿性脑缺血病灶和小梗死灶的诊断

D. 不能有效提高短暂性脑缺血发作（TIA）的诊断的阳性率

E. 有助于脑血管疾病治疗效果和预后的预测

8. 采用rCBF显像，在癫痫病灶部位的阳性发现是

A. 发作期和发作间期均见局部放射性增高

B. 发作期和发作间期均见局部放射性减低

C. 发作期局部放射性增高，发作间期放射性减低

D. 发作期局部放射性减低，发作间期放射性增高

E. 发作期与发作间期整个脑皮质放射性均增高

9. 常用的脑灌注血流显像rCBF脑显像剂是一种

A. 水溶性、电中性的物质　　B. 脂溶性、电中性的物质

C. 脂溶性、高分子的物质　　D. 水溶性、高分子的物质

E. 脂溶性、负电荷的物质

10. 进行rCBF显像，以下检查前准备**有误**的是

A. 口服过氯酸钾以封闭脉络丛、甲状腺和鼻黏膜

B. 使OM线垂直于地面

C. 保持室内光线充足

D. 戴眼罩，塞耳塞

E. 光照暗淡，保持安静

11. Parkinson病rCBF显像的特征性改变是

A. 脑皮质慢性低灌注状态

B. 大小脑交叉失联络

C. 基底节区和皮质显像剂分布减少

D. 两侧基底节显像剂分布增高

E. 尾状核显像剂分布增高，豆状核显像剂分布减少

12. 脑血流灌注显像所反映的是
A. 局部脑血流量
B. 局部脑功能
C. 既反映局部脑血流量又反映局部脑功能
D. 既反映脑摄取量又反映脑清除量
E. 局部脑代谢
13. 正常局部脑血流SPECT图像的主要特征为
A. 脑皮质和灰质核区的显像剂分布低于白质和脑室区
B. 脑皮质和灰质核区的显像剂分布高于白质和脑室区
C. 脑皮质和灰质核团的显像剂分布与白质和脑室区相似
D. 脑回显像剂分布比脑沟部位厚且浓
E. 脑室显像剂分布高于白质和脑室
14. Alzheimer病（AD）与多发梗塞性脑痴呆脑血流灌注显像的鉴别要点是
A. AD见大脑各叶皮质多个局部血流和脑细胞功能低下区，多不对称；多发梗塞性脑痴呆见颞、顶和枕叶等处皮质局限性rCBF和脑细胞功能低下，呈对称性
B. AD见颞、顶和枕叶等处皮质局限性rCBF和脑细胞功能低下，呈对称性；多发梗塞性脑痴呆见大脑各叶皮质多个局部血流脑细胞功能低下区，多不对称
C. AD见颞、顶和枕叶等处皮质局限性rCBF增高影，呈对称性；多发梗塞性脑痴呆见大脑各叶皮质多个局部血流和脑细胞功能低下区，多不对称
D. AD见颞、顶和枕叶等处皮质局限性rCBF和脑细胞功能低下，呈对称性；多发梗塞性脑痴呆见大脑各叶皮质多个局部血流和脑细胞功能增高区，多不对称
E. AD见单个皮质局限性rCBF和脑细胞功能低下；多发梗塞性脑痴呆见大脑各叶皮质多个局部血流脑细胞功能增高区，多呈对称性
15. 以下有关脑肿瘤的葡萄糖代谢影像正确的描述是
A. 脑肿瘤复发常表现为放射性增高
B. 放疗和化疗效果明显者，后期典型表现为局部放射性浓集
C. 瘢痕组织局部放射性明显增加
D. 原发脑肿瘤典型表现是局部放射性减低
E. 高代谢肿瘤的病人预后较好，平均生存期明显高于低代谢肿瘤病人
16. 下列描述**错误的**是
A. 短暂性脑缺血发作病变部位呈不同程度的局限性放射性减低
B. 癫痫发作时和发作间期，脑血流灌注显像均见癫痫灶的放射性异常浓聚
C. 多巴胺神经受体显像可用于PD和PD综合征的诊断和鉴别诊断
D. 脑代谢显像对鉴别诊断脑肿瘤术后或放疗后是否复发或坏死，具有独特优势
E. 脑代谢研究能反映人脑的生理功能和病理状态
17. 要研究大脑功能与代谢的关系，下列组合最佳的是
A. ^{3}H标记的葡萄糖，PET显像
B. ^{18}F标记的葡萄糖，SPECT显像
C. ^{99m}Tc标记的葡萄糖，双探头SPECT显像

D. ^{18}F标记的脱氧葡萄糖，PET显像

E. ^{99m}Tc标记的葡萄糖，PET显像

18. 转移性脑肿瘤脑血流灌注显像与脑代谢显像各自常表现为

A. 脑血流灌注显像常为相对低灌注可显示显像剂分布缺损、稀疏；^{18}F-FDG和^{11}C-蛋氨酸代谢显像为异常浓聚

B. 脑血流灌注显像常为相对高灌注，可显示放射性增高；^{18}F-FDG和^{11}C-蛋氨酸代谢显像为异常浓聚

C. 脑血流灌注显像常为相对高灌注，可显示放射性增高；^{18}F-FDG和^{11}C-蛋氨酸代谢显像为降低

D. 脑血流灌注显像常为相对低灌注可显示显像剂分布缺损、稀疏；^{18}F-FDG和^{11}C-蛋氨酸代谢显像为降低

E. 脑血流灌注显像常为相对低灌注可显示显像剂分布缺损、稀疏；^{18}F-FDG和^{11}C-蛋氨酸代谢显像常无异常浓聚

19. 与^{99m}Tc-HMPAO的摄取机制有关的是

A. 血脑屏障的破坏　B. 局部脑葡萄糖代谢　C. 局部脑血流量

D. 神经受体分布　E. 脑缺血程度

20. 以下显像剂可通过完整的血脑屏障的是

A. ^{99m}Tc-DTPA　B. $^{99m}TcO_4^-$　C. ^{99m}Tc-GH

D. ^{99m}Tc-HMPAO　E. ^{99m}Tc-MIBI

（四）简答题

1. 简述脑血流灌注显像的原理、显像剂种类及其共同特点。

2. 与其他影像学比较，核医学诊断癫痫的优势及表现是什么？

3. 简述脑血流灌注显像介入试验的基本原理及临床意义。

4. 反映脑组织局部葡萄糖代谢的常用显像剂是什么，并简述显像原理及临床应用。

5. 简述核医学诊断方法对阿尔茨海默病的诊断及鉴别诊断。

6. 简述脑梗死的脑血流灌注显像特点，与CT、MRI比较脑血流灌注显像诊断脑梗死有什么优势？

7. 短暂性脑缺血发作（TIA）脑血流灌注显像特点是什么？请与CT、MRI的诊断TIA价值作比较。

8. 简述脑灌注显像的正常影像学特点及读片要点。

9. 与CT、MRI比较，神经核医学面临的挑战是什么？

10. 男，72岁，头痛半年，疑为脑肿瘤，试想可用哪些核医学检查方法进行诊断。

四、参考答案

（一）名词解释

1. crossed cerebellar diaschisis: 交叉性小脑失联络，当大脑皮质存在局限性显像剂分布减低或缺损时，对侧小脑或大脑显像剂分布亦呈放射性减低，多见于慢性脑血管病，可能系一种自我保护机制，机制未明。

2. luxury perfusion: 过度灌注现象，在脑血流灌注显像中，一些缺血性病灶周围可出

现显像剂浓聚区，常发生在短暂性脑缺血发作（TIA）、脑梗死亚急性期和慢性期的病灶旁。

3. steal phenomena: 盗血现象，在脑梗死显像剂分布缺损的周缘，常存在一部分比MRI、CT等发现的低密度区为大的放射性降低区域，这是由于梗死、缺血局部的脑组织向周围邻近血管“盗血”，称为盗血现象。

4. rCBF: 即局部脑血流灌注显像，应用一类能自由通过血脑屏障进入脑细胞的放射性示踪剂（如：^{99m}Tc-ECD、^{99m}Tc-HMPAO等），其在脑细胞的分布量应与局部血流呈正比，并在脑组织停留一定时间，通过在体外核医学检查仪器SPECT或PET进行断层显像以获得脑血流灌注显像。

5. neuroreceptor imaging: 即神经受体显像，将放射性核素标记的神经递质或配体引入人活体后能选择性地与靶器官或组织细胞的受体相结合，通过PET或SPECT显像，显示受体的特定结合位点及其分布、密度、亲和力和功能，称之神经受体显像（neuroreceptor imaging）。

6. 脑葡萄糖代谢显像: 葡萄糖几乎是脑代谢唯一来源，[^{18}F]-氟代脱氧葡萄糖（^{18}F-fluorodeoxyglucose，^{18}F-FDG）是葡萄糖的类似物，静脉注射后，被脑组织所摄取，摄取的多少反映了脑组织功能的高低。进入脑细胞的^{18}F-FDG在己糖激酶作用下，磷酸化为6-磷酸-^{18}F-FDG，此后不能进一步代谢而滞留于脑细胞内，在体外通过正电子符合探测成像，即可得到反映局部脑组织对葡萄糖利用和脑功能的图像。

7. 脑池显像: 脑池显像（cisternography）即在无菌操作下行腰椎穿刺，以缓慢流出的脑脊液将显像剂稀释至2~3ml，再缓慢推注到蛛网膜下腔。于注射显像剂后不同时间分别行头部前、后、侧位显像。疑有脑脊液漏者，在检查前用棉球堵塞双侧鼻孔和外耳道，检查后测定棉球是否有放射性可以帮助判断。

8. 血脑屏障功能显像:“弹丸”式静脉注射显像剂，如^{99m}Tc-DTPA，观察显像剂在脑血管充盈、灌注和清除的全过程，此后行前位、后位及侧位静态平面显像。正常情况下，两侧颈内动脉、两侧大脑前动脉、大脑中动脉和颅底Willis环形成五叉影像。显像剂不能穿透血脑屏障，脑实质内没有显像剂分布。若脑实质内有放射性浓集，说明血脑屏障被破坏。

9. 脑灌注显像介入试验: 是指通过生理性刺激或药物的介入，使正常组织及对之具有反应的部位局部血流量增加，而无反应部位的rCBF不能增加，从而增强了正常与病变部位图像的对比度，提高疾病的阳性诊断率。

10. 脑室显像: 脑室显像（ventriculography）是指在无菌条件下，通过侧脑室穿刺注入显像剂，观察脑室形态、大小以及脑脊液的流动。

（二）填空题

1. 具有穿透血脑屏障能力　在脑中滞留足够时间　具有特定脑区域分布
2. 梗死部位显像剂分布稀疏缺损，该放射性减低区包括周围的水肿和缺血区　大
3. 颞、顶和枕叶等处皮质局限性rCBF和脑细胞功能低下　呈对称性、大脑各叶皮质多个局部血流和脑细胞功能低下区　多不对称、双侧颞顶叶代谢降低
4. 神经递质　配体　特定结合位点　分布　密度　亲和力　功能
5. 局限性异常放射性减低
6. 生理性刺激或药物负荷
7. 高　低
8. 二

9. 基底节前部和皮质内显像剂分布下降 纹状体 全脑

10. ^{18}F-多巴（^{18}F-dopa） 突触前膜 突触间隙 ^{99m}Tc-TRODAT-1、^{11}C-可卡因、^{11}C（^{123}I）-β-CIT、^{18}F-β-CIT-FP、^{18}F-β-FECNT等 ^{11}C-SCH23390 ^{11}C-N-甲基螺旋哌啶酮（^{11}C-N-methyl spiperone，^{11}C-NMSP）和^{18}F-氟乙基螺旋哌啶酮（^{18}F-fluoroethyl spiperone，^{18}F-FESP）^{123}I-碘代苯酰胺（^{123}I-iodobenzamide，^{123}I-IBZM）和^{11}C-雷氯必利（^{11}C-raclopride）

11. 脑组织内滞留时间长、稳定 体外稳定性差、必须在标记后30分钟内使用 体外稳定性好，体内血清除快，图像质量好

12. β-淀粉样蛋白 ^{18}F-FDDNP、^{11}C-PIB、^{11}C-6-OH-BTA-1

13. 两侧颈内动脉、两侧大脑前动脉、大脑中动脉和颅底Willis环 颈内动脉、大脑前动脉、大脑中动脉和颅底Willis环始终不显影，上矢状窦也没有显像剂分布，仅显示颈外动脉的头皮灌注

14. 尾状核和壳核代谢减低 纹状体多巴胺D_1、D_2受体密度降低

15. 较好的空间分辨率和时间分辨，检查简便、迅速，适合急诊病人特点 代谢信息

16. 脑功能 功能区活动引起的局部脑区毛细血管床和小静脉内的血流量或脱氧血红蛋白含量

17. ^{15}O-H_2O、^{13}N-NH_3·H_2O 123秒 10分钟

18. 过氯酸钾 安静 眼罩和耳塞

19. 碳酸酐酶 20%~30%

20. 聚集区 放射性明显低下

（三）单项选择题

【A1型题】

1. D 2. A 3. D 4. D 5. D 6. B 7. D 8. C 9. B 10. C
11. C 12. C 13. B 14. B 15. A 16. B 17. D 18. A 19. C 20. D

（四）简答题

1. 简述脑血流灌注显像的原理、显像剂种类及其共同特点。

脑血流灌注显像的原理：应用一类能自由通过血脑屏障进入脑细胞的放射性示踪剂，其在脑细胞的分布量应与局部血流呈正比，并在脑组织停留一定时间，通过核医学检查仪器SPECT或PET进行显像以获得脑血流灌注显像。

SPECT显像剂包括：①^{99m}Tc标记的脑血流灌注显像剂：^{99m}Tc-HMPAO，^{99m}Tc-ECD。②^{123}I标记的胺类化合物：^{123}I-安菲他明（^{123}I-IMP）。③弥散性脑血流显像剂：^{133}Xe，^{81}Km。

PET显像剂包括：^{15}O-H_2O、^{13}N-NH_3·H_2O。

具备的共同特性：①具有穿透血脑屏障的能力；②在脑中滞留足够时间；③具有特定脑区域分布。

2. 与其他影像学比较，核医学诊断癫痫的优势及表现是什么？

影像学检查中，包括CT、MRI（fMRI）及MEG等无创性方法在癫痫灶定位中具有十分重要价值，但只有影像结果与电生理一致时才具有可靠性。CT主要反映可能与癫痫有关的形态学变化，如脑血管病、颅内肿瘤及炎症等。MRI较CT有更高的软组织分辨率，特别反映海马硬化、脑皮质发育异常与癫痫关系上具有较高的临床价值。MEG特别适合于：①多发性致痫灶或者双侧半球广泛性癫痫活动者。②癫痫灶局限于一侧半球而无局灶性

脑器质性损害者。③致痫灶位于重要功能区而不宜进行切除手术者。④精神症状为主，伴有智能障碍而不能进行经典切除手术者等以上癫痫病人的致痫灶定位。

神经核医学作为一种无创性检查，在癫痫病灶的定位诊断方面有着明显的优势。病变区域的异常放电，导致局部脑血流和代谢发生改变，因而可以通过脑血流灌注显像或代谢显像对癫痫病灶进行定位；同时近年来脑受体显像的研究结果表明，受体显像也有助于该病的定位诊断。对于仅有脑功能和代谢改变而无形态学改变的病灶，CT、MRI往往不能见到异常。而PET、SPECT在反映脑功能和代谢改变与癫痫关系方面具有明显优势，常用方法为脑血流灌注及^{18}F-FDG代谢显像。癫痫灶在发作期，脑组织生理和生化出现明显变化，脑血流和氧代谢率增加，对氧及葡萄糖需求增加。发作间期局部脑血流降低，局部葡萄糖利用率降低。因此，发作间期呈低血流和低代谢表现，发作期呈高代谢、高血流灌注表现。

3. 简述脑血流灌注显像介入试验的基本原理及临床意义。

基本原理：在生理性刺激或药物的介入下，正常组织及对之具有反应部位局部血流量增加，而病变组织局部血流降低或不增加，从而提高正常组织与病变组织图像的对比度，提高阳性诊断率；或显示相应兴奋灶，以便进行核团定位。临床意义：脑灌注显像介入试验可早期发现隐匿性缺血病灶，及早发现小梗死病灶，提高诊断率；可明显提高检出短暂性脑缺血发作的阳性率；测定脑侧支循环和脑血管储备能力的方法；观察脑血管疾病治疗效果及预后；监测病程和手术指征及诊断Moyamoya病等。

4. 反映脑组织局部葡萄糖代谢的常用显像剂是什么，并简述显像原理及临床应用。

反映组织局部脑葡萄糖代谢情况的常用显像剂：^{18}F-FDG。原理：^{18}F-FDG与葡萄糖一样穿越血脑屏障进入脑组织并在脑细胞内经已糖激酶作用变成6-磷酸^{18}F-脱氧葡萄糖，但其不能继续氧化，因而在脑组织中不能像6-磷酸葡萄糖那样与磷酸果糖激酶作用，停止其分解过程，同时磷酸化的脱氧葡萄糖又不能很快逸出细胞外，在脑中滞留较长时间。使用PET测定^{18}F-FDG的速率和数量进行脑葡萄糖代谢显像，反映全脑和局部脑组织的葡萄糖代谢状态。

临床应用包括以下几个方面：癫痫灶定位诊断；脑肿瘤诊断与鉴别诊断；痴呆的诊断和鉴别诊断；帕金森病的诊断；精神疾患的诊断和疗效观察；脑卒中的诊断、分期、预后评价；药物滥用和药物戒断及脑功能研究等。

5. 简述核医学诊断方法对阿尔茨海默病的诊断及鉴别诊断。

阿尔茨海默病的核医学诊断方法包括脑血流灌注显像、脑葡萄糖代谢显像、受体显像及β-淀粉样蛋白显像等。

脑血流灌注显像有助于AD的早期诊断，典型表现为双侧颞顶叶灌注减低，以后可累及额叶，而基底节、丘脑和小脑通常不受累。rCBF下降的程度和累及的范围与简易精神状态检查（MMSE）评估的认知障碍的严重程度相关。脑血流灌注显像有助于AD与其他类型痴呆的区别：路易体痴呆以枕叶改变更为明显；血管性痴呆为不对称性皮质及皮质下灌注减低，基底节、丘脑常受累；Pick病以双侧额叶为主，颞叶前部也可受累。

脑葡萄糖代谢显像可在AD病人有明显的临床表现之前探测到其局部脑代谢的改变，有助于该病的早期诊断。轻中度Alzheimer病（AD）脑葡萄糖代谢显像典型表现为双侧颞顶叶对称性代谢减低。此外，葡萄糖代谢显像还可以根据受累脑叶的范围（一个或多个、单侧或双侧）和代谢减低的程度来评价痴呆的严重程度，评估其病程。

AD病人的中枢神经系统内存在多种受体系统的紊乱，如乙酰胆碱受体（AchR）、苯二氮䓬类受体（BZR）、5-羟色胺受体（5-HTR）等。PET、SPECT通过捕捉、分析与这些受体特异性结合的放射性标记的配体发出的射线，可用于AD的早期诊断与鉴别诊断、评价脑功能受损的程度、观察疾病进展情况、研究各种治疗的作用机制、预测疗效及评估预后等。β-淀粉样蛋白显像近年来已成为研究的热点，如放射性核素标记的探针^{18}F-FDDNP或与Aβ有高亲和力的^{11}C-PIB、^{11}C-6-OH-BTA-1等PET显像已被应用于临床，有助于明确AD的诊断和疗效的评价。

6. 简述脑梗死的脑血流灌注显像特点，与CT、MRI比较脑血流灌注显像诊断脑梗死有什么优势？

脑梗死的脑血流灌注显像特点表现为：①梗死部位显像剂分布稀疏、缺损，该放射性减低区包括周围的水肿和缺血区，因此常较CT显示的低密度区要大；②梗死区同侧或对侧局部脑组织可呈现低显像剂分布表现，最常见的是交叉性小脑失联络；③梗死区周围可出现过度灌注现象。

脑梗死的脑血流灌注显像在脑梗死的早期即呈现异常，而CT、MRI在发病最初至几天内，由于解剖结构尚未发生变化，可以表现正常，因此rCBF显像能较CT、MRI更早地发现病灶，这种结构和功能显像对脑梗死诊断敏感性的差别大约在72小时内消失。因此梗死后尽早进行脑血流灌注显像有助于对病人预后的估测，对于临床病人的观察和处理都是非常重要的，尤其是如果能对病人治疗方案的选择有帮助，如临床是否适合做溶栓治疗，则有更重要的临床意义。

7. 短暂性脑缺血发作（TIA）脑血流灌注显像特点是什么？请与CT、MRI的诊断TIA价值作比较。

脑血流灌注显像发现为：受累部位脑血流灌注减低。诊断的灵敏度随显像时间的推迟而明显下降，TIA发作后24小时内显像，诊断灵敏度为60%，而一周后显像，则灵敏度下降为40%；应用乙酰唑胺等药物介入试验，可提高该病的阳性检出率。由于TIA发作时间很短暂，脑组织结构未发生改变，一般头颅CT和MRI检查多为正常，但MRI弥散加权成像（DWI）和灌注加权成像（PWI）可显示脑局部缺血性改变。局部脑血流断层显像（rCBF）检查可见病变部位呈现异常显像剂分布减淡区或缺损区，对TIA早期诊断和治疗决策具有重要临床意义。

8. 简述脑灌注显像的正常影像学特点及读片要点。

正常影像学特点：正常影像大脑半球各切面影像放射学分布左右基本对称，大脑额叶、顶叶、颞叶、枕叶等灰质结构放射性高于白质和脑室，呈显像剂浓聚区。基底神经节、丘脑、脑干、小脑皮质等灰质结构放射性也高于白质而与大脑皮质相近，呈团块状浓聚影。枕叶视觉皮质亦可呈高浓聚区（视觉封闭不完善），亦说明神经细胞活动程度是显像剂分布的影响因素之一，放射性浓度较高的部位脑细胞功能和代谢活跃，血流丰富，局部脑血流量高。脑内白质及脑室系统放射性明显低下。

读片要点：

（1）影像质量：良好的图像应为脑组织各结构清晰显示，大脑纵裂、外侧裂和中央沟等良好分辨，周围软组织、头皮、颅板及蛛网膜下腔放射性较低。

（2）显像剂分布状态：图像中显像剂分布反映了rCBF和脑功能状态，脑皮质和灰质核团神经元显像剂分布高，白质区显像剂分布低，脑室无显像剂分布。

（3）对称性表现：是判断脑血流灌注显像的重要标准，正常脑两侧大脑半球各结构大致对称。

（4）解剖标志：注意观察几个重要解剖标志，包括大脑纵裂、外侧裂、顶枕裂核中央沟等。

（5）神经核团的显示：因其功能活跃，局部显像剂分布高于白质。

定位标准：采用OM线作为横断面的基线，各层面均平行于OM线。

9. 与CT、MRI比较，神经核医学面临的挑战是什么？

近年来，神经核医学面临着CT、MR等医学影像新技术的挑战，这些技术在清晰显示解剖结构的基础上也在努力探索显示脏器功能、血流灌注。脑CT灌注成像与核医学脑血流灌注显像比较不仅可获得CT灌注峰值时间、局部脑血容量（rCBV）、脑血流量（rCBF）等定量分析参数、曲线和图像，且具有较好的空间分辨率和时间分辨率，检查简便、迅速，适合急诊病人；但脑CT灌注成像仅能反映脑组织血流灌注的生理或病理生理状况，不能反映脑组织或神经元的代谢状况，尤其是对脑缺血半暗区（可恢复的缺血灶）和梗死区的判断有较大困难，而放射性核素脑血流灌注显像可弥补CT灌注成像代谢信息缺乏的不足。

MR脑灌注成像与MR血管成像可同时进行，既可获得局部脑组织的缺血信息，又可获得相应脑血管狭窄或阻塞的具体解剖定位。与放射性核素脑显像比较，DWI在诊断早期脑梗死占有较大优势，但对TIA或脑血流灌注储备状况降低的检出却不如放射性核素显像敏感。fMRI最大优势在于可实时观察脑功能的变化，与放射性核素脑显像最主要区别是：fMRI得到的功能信号并不是来自功能区脑细胞直接的功能活动，而是来自功能区活动引起的局部脑区毛细血管床和小静脉内的血流量或脱氧血红蛋白含量的变化。

10. 男，72岁，头痛半年，疑为脑肿瘤，试想可用哪些核医学检查方法进行诊断。

脑肿瘤核医学诊断方法可从脑血流（SPECT、PET脑血流灌注显像）、脑代谢（葡萄糖代谢、氧代谢及氨基酸代谢显像）、脑肿瘤特异阳性显像、血脑屏障完整性（脑静态显像）、脑肿瘤特异亲和物、放射免疫显像及受体显像等方面进行。

（1）脑肿瘤血供：可使用显像剂^{99m}Tc-HMPAO或^{99m}Tc-ECD，脑肿瘤局部血流灌注较正常脑组织低下，显示脑肿瘤部位放射性稀疏或缺损。也有少部分显示脑肿瘤呈血流高灌注。

（2）代谢显像：^{18}F-FDG葡萄糖代谢显像通过测定脑肿瘤代谢情况，除了对肿瘤进行诊断和定位外，还可识别肿瘤恶性程度，预测疾病转归。葡萄糖摄取率高意味着糖利用的增强、肿瘤的活跃或复发。也可通过^{11}C-氨基酸（蛋氨酸、酪氨酸等）PET显像，肿瘤蛋白质合成一般旺盛，可表现为标记氨基酸在肿瘤组织浓聚。

（3）通过亲肿瘤核素或化合物^{201}Tl、^{99m}Tc-MIBI、^{67}Ga、^{99m}Tc-GH等，具有在肿瘤组织浓聚的特性，诊断并定位。

（4）脑肿瘤单克隆抗体及放射性受体显像剂（如^{99m}Tc-奥曲肽等）可在肿瘤部位特异性浓聚的特性，可用来诊断。

（袁耿彪）

第十一章　呼吸系统显像

一、学习目标

1. 掌握　肺血流灌注显像及肺通气显像的显像原理，肺栓塞典型影像表现。

2. 熟悉　肺血流灌注显像及肺通气显像的显像剂及临床应用。

3. 了解　肺血流灌注显像及肺通气显像的显像方法。

二、重点和难点内容

（一）肺血流灌注显像及肺通气显像的显像原理

1. 肺血流灌注显像原理　经肘静脉注射颗粒直径大小约为10~60μm的显像剂，随肺动脉血流均匀地暂时栓塞嵌顿于肺毛细血管床内，其在肺毛细血管内的分布可反映肺内动脉血流灌注状况。通过平面或断层显像，可观察肺动脉的血流在亚肺段、肺段、肺叶等的分布。当肺动脉血流减少或中断时，显像剂在该区域的分布则相应减少或阙如，肺影像的相应区域出现显像剂分布减低或缺损。应用感兴趣区技术进行定量分析，可对肺局部及分肺血流和功能进行评估和预测。

2. 肺通气显像的显像原理　显像剂被雾化成粒径大小不一的气溶胶微粒，吸入后，依微粒直径的不同，分别沉降在咽喉、气管、支气管、细支气管和肺泡壁上。采用γ相机行气道及肺显像。当呼吸道某部位发生狭窄或完全阻塞时，雾化颗粒则不能通过阻塞部位，可在阻塞部位形成沉积，在阻塞远端出现显像剂分布稀疏或缺损区。当气溶胶微粒粒径为1~3μm时，放射性气溶胶微粒可经肺泡壁“气血屏障”入血，经肾排泄。定量测定肺内放射性清除的快慢，可反映肺泡上皮的通透能力及受损情况。

（二）肺栓塞典型影像表现

肺栓塞为内源性或外源性栓子堵塞肺动脉及其分支，引起肺循环障碍的临床和病理生理综合征。肺动脉栓塞典型的肺血流灌注显像表现为多发肺段性显像剂分布减低或缺损区，而同期的肺通气显像和胸部X线检查正常。但随栓子的大小不同，显像剂分布减低或缺损区也可为亚肺段性、叶性或全肺。栓子较小时，显像剂分布减低或缺损区主要分布于肺的周边区。栓子较大时，显像剂分布减低或缺损区多为节段性、叶性或全肺性的减低或缺损区。约2/3的肺栓塞分布于双肺下叶。肺血流灌注显像可观察到直径在1mm以上的血管发生栓塞产生的显像剂分布改变。因许多其他肺实质病变也可导致肺血流灌注显像出现局限性显像剂分布减低或缺损改变，使其特异性降低。由于肺动脉血栓栓塞灶多位于肺下叶，进行通气显像时，通常取后前位像。因为此体位显示的肺容积最大，双肺下叶最清晰。

三、习题

（一）名词解释

1. 肺通气显像/肺血流灌注显像“匹配”
2. 肺血流灌注显像“翻转”征

（二）填空题

1. 肺血流灌注显像前后位像双肺轮廓主要由左肺________叶、右肺________叶和________叶构成。________肺影像大于________肺。双肺中间空白区为________及________影，左肺下野大部被________占据，呈与左心形状一致的显像剂分布减低区，肺底与膈肌水平一致，受呼吸运动的影响而稍欠整齐。分肺血流定量分析示左肺为________%，右肺为________%。

2. 放射性气体吸入后，随吸入的气流到达________支气管，在肺泡间压力差作用下扩散分布于肺泡内。肺内局部放射性气体分布的多少、清除的快慢与该局部________、________成正相关。

3. 下肢深静脉显像在双下肢踝部阻断下肢________静脉，在阻断部________端经足背静脉同时等速注入等量显像剂，同时开始采集图像，显示和记录显像剂经双下肢________静脉随血流回流的全程影像，以观察下肢深静脉血管的________、________、________、________等变化。

（三）单项选择题

【A1型题】

1. 肺血流灌注显像机制是
   A. 细胞吞噬　　B. 化学吸附　　C. 微血管栓塞
   D. 离子交换　　E. 细胞摄取

2. 肺血流灌注显像时，当肺动脉血流减少或中断时，出现的影像是
   A. 该区域的显像剂分布则相应减少或阙如
   B. 该区域的显像剂分布则相应增加
   C. 该区域的显像剂分布浓淡不均匀
   D. 该区域会出现“热点”
   E. 同周围正常肺组织一致

3. 成人肺血流灌注显像剂注射的剂量为
   A. 37~185MBq　　B. 370~1850MBq　　C. 10~37MBq
   D. 500~1000MBq　　E. 5~10mCi

4. ^{99m}Tc-MAA的生物半衰期为
   A. 3小时　　B. 5小时　　C. 7小时
   D. 10小时　　E. 6小时

5. 肺血流灌注显像前病人应
   A. 无需特殊准备　　B. 检查前空腹
   C. 检查前吸氧　　D. 检查前应用呼吸兴奋剂
   E. 检查前停用扩张血管的药物

6. 可以克服肺灌注平面显像肺段间结构的重叠及显像剂干扰的方法是

A. 局部显像　　B. 动态显像　　C. 延迟显像

D. 药物干预　　E. 断层显像

7. 肺动脉栓塞典型的肺血流灌注显像表现为

A. 多发肺段性显像剂分布减低或缺损区

B. 同期的肺通气显像表现为显像剂分布降低或缺损

C. 同期的肺通气显像表现为显像剂分布浓聚

D. 同期的X光影像表现为异常阴影

E. 多发肺段性显像剂分布增高

8. 肺血流灌注显像，当栓子较大时，显像剂分布减低或缺损区多为

A. 片状显像剂分布浓聚影

B. 节段性、叶性或全肺性显像剂分布稀疏或缺损区

C. 散在无规律分布

D. 周边区域显像剂分布增高

E. 出现多处"热点"

9. 诊断肺栓塞为高度可能性的肺血流灌注显像图像是

A. 2个或更多节段性的灌注稀疏、缺损区

B. 同一部位X线胸片检查异常，呈匹配改变

C. 1~3个小的节段性缺损区

D. 灌注稀疏、缺损区周围呈条索状

E. 肺CT提示占位性病变

10. 当先天性心脏病出现右向左分流时，会出现的情况是

A. 显像剂可进入体循环，主要分布于血供丰富的脑和肾等器官

B. 病人出现病情加重

C. 显像剂在肺内的分布异常增高

D. 肺内出现多处"热点"

E. 肺内无显像剂分布

【A2型题】

11. 男，32岁，右下肢受伤、右大腿骨折后卧床2个多月，活动后出现喘气费劲，右胸痛得厉害。再次入院。应行核医学检查以明确诊断的是

A. 心肌血流灌注显像　　B. 胸部CT　　C. 肺通气显像

D. 肺血流灌注显像　　E. 冠状动脉CT造影

12. 男，55岁，发现右肺下叶近肺门最大横截面积约为5cm × 5cm的占位性病变20天，欲行手术治疗，推荐行术前评估分肺血流的检查是

A. 胸部CT　　B. 肺功能检测　　C. 肺血流灌注显像

D. 肺通气显像　　E. 胸部PET

【B型题】

（13~14题共用备选答案）

A. 肺血流灌注显像　　B. 肺通气显像　　C. 双下肢深静脉显像

D. 胸部CT　　　　　　　　E. 胸部PET

13. 有助于明确肺栓塞形成原因的检查是

14. 可评价间质性肺疾病肺上皮细胞通透性的检查是

（四）简答题

1. 简述肺占位性病变的肺血流灌注显像的典型表现。

2. 简述肺血流灌注显像的临床应用。

四、参考答案

（一）名词解释

1. 肺通气显像/肺血流灌注显像“匹配”: 肺通气显像呈显像剂缺损区的肺段分布部位与灌注缺损区相一致，称为“匹配”改变，常见于肺占位性病变。

2. 肺血流灌注显像“翻转”征: 原发性及继发肺动脉高压时均可导致肺血管阻力升高，动脉管壁内的平滑肌增生，管腔变窄，血流降低。正常情况下肺下部动脉壁内的平滑肌分布较上部丰富，故此时肺下部动脉管腔狭窄更加明显，坐位注射显像剂时尽管存在重力影响，但显像剂分布仍可呈上部高于底部的“翻转”改变。

（二）填空题

1. 上　上　中　右　左　纵隔　心脏　左心　45　55

2. 终末细　通气量　换气量

3. 浅　远　深　走行　侧支循环形成　血液回流速度　静脉瓣功能

（三）单项选择题

【A1型题】

1. C　2. A　3. A　4. A　5. A　6. E　7. A　8. B　9. A　10. A

【A2型题】

11. D　12. C

【B型题】

13. C　14.B

（四）简答题

1. 简述肺占位性病变的肺血流灌注显像的典型表现。

肺动脉栓塞典型的肺血流灌注显像表现为多发肺段性显像剂分布减低或缺损区，而同期的肺通气显像和胸部X线检查正常。但随栓子的大小不同，显像剂分布减低或缺损区也可为亚肺段性、叶性或全肺。栓子较小时，显像剂分布减低或缺损区主要分布于肺的周边区。栓子较大时，显像剂分布多为节段性、叶性或全肺性的减低或缺损区。约2/3的肺栓塞分布于双肺下叶。

2. 简述肺血流灌注显像的临床应用。

肺血栓栓塞诊断与疗效判断；肺动脉高压症的评价；肺肿瘤手术适应证的选择和肺功能预测；疑大动脉炎综合征等疾病累及肺血管者；急性呼吸窘迫综合征；慢性阻塞性肺病肺减容术术前评价；心脏及肺内右向左分流病人的诊断和定量分析；肺移植排斥反应的预测。

（李亚明）

第十二章　消化系统显像

一、学习目标

1. 掌握　肝胆显像、消化道出血显像、唾液腺显像的原理和临床应用。

2. 熟悉　各种显像的图像分析要领。

3. 了解　各种显像的相关显像方法。

二、重点和难点内容

（一）肝胶体显像

1. 原理　当静脉引入30~1000nm大小的放射性胶体颗粒，一次性流经肝脏时，90%的颗粒由网状内皮细胞吞噬固定，其余则被脾脏、骨髓、肺等摄取。当肝脏发生弥漫性或局限性病变后，病变部分网状内皮细胞的吞噬功能丧失或减低，用显像方法可显示病变区呈显像剂分布减低或缺损区。

2. 临床应用

（1）肝内占位性病变的诊断和定位：肝血管瘤、肝囊肿、肝脓肿、原发性肝癌或转移癌等在胶体影像中呈显像剂分布缺损区，其定位、定性诊断常需与肝血池显像联合应用。肝腺瘤、肝错构瘤、上腔静脉阻塞综合征和肝静脉栓塞（Buda-Chiari's综合征）等良性病变可呈显像剂分布"热区"。

（2）上腹部肿块的鉴别：如肝脏影正常，且肿块不显影，可考虑为肝外肿块。若肿块显影，并与肝脏影相连，提示为肝脏的肿块。

（3）肝脏位置和形态的判断：胶体显像发现肝脏形态改变，位置下移可能与胸腔积液、膈下脓肿或肺气肿等病变有关。肝脏位置上移，可能是膈疝、腹水及右肺术后或发育不良等原因所致。

（二）肝动态血流及血池显像

1. 原理　用放射性核素标记血液的某些成分或注射能滞留于血液中的放射性核素标记的化合物，可行体外显像获得肝动态血流及血池影像。肝内显像剂的聚集程度反映肝内血供情况（有无或丰富与否）。

2. 临床应用　肝内占位性病变的鉴别通常应结合肝血流血池显像进行综合分析。

肝内病变	肝胶体显像	肝动态血流及血池显像		
		动脉相	静脉相	血池相
肝囊肿	稀缺/缺损区	无	不充填	不充填
肝脓肿	稀缺/缺损区	无	不充填	不充填

续表

肝内病变	肝胶体显像	肝动态血流及血池显像		
		动脉相	静脉相	血池相
肝腺瘤	稀缺/缺损区	无	充填	充填
肝血管瘤	稀缺/缺损区	有/无	充填	过度充填/缓慢灌注
肝癌	稀缺/缺损区	有/无	充填	充填
肝转移癌	稀缺/缺损区	有/无	不充填	不充填

（三）肝胆动态显像

1. 原理　肝的多角细胞能摄取亚氨基二醋酸类（IDA）显像剂，并均匀地分布于肝脏，经短暂停留后排入微胆管，并随胆汁经胆道系统排入肠道。在此过程中，显像剂在胆汁中高度浓聚，并且到达肠腔后不被肠道黏膜所吸收，故可用显像仪器在体外动态观察其在肝、胆囊、胆道及肠腔内的分布情况，达到了解肝胆系统的功能和通畅情况的目的。

2. 临床应用

（1）急性胆囊炎：肝实质、胆系显影过程、形态时间顺序均正常，仅表现为胆囊始终不显影。

（2）慢性胆囊炎和胆系感染：肝胆显像常常是正常的，少数病人显像异常，且多表现为胆囊显影延迟、体积增大，可进一步测定GBEF确定胆囊的收缩功能。

（3）黄疸的鉴别：肝细胞性黄疸：肝细胞摄取显像剂功能障碍，血液中清除缓慢，心影持续存在，肾影清晰，肝脏及胆系显影极差，肠道可出现显像剂分布。外科性黄疸：肝外不完全性梗阻性黄疸——肝脏显影正常，心、肾不显影，肠道延缓显影是此类黄疸的主要特点之一；肝外完全性梗阻性黄疸——肝脏影清晰，心、肾持续显影，24小时肠道不显影为其主要特点，该特点是与肝细胞性黄疸鉴别的重要特征。

（4）新生儿胆道疾病的诊断：胆道闭锁和胆总管囊肿是新生儿常见的先天性胆道疾病。胆道闭锁的影像特点与肝外完全性阻塞性黄疸相一致，苯巴比妥介入试验后仍无肠道影像。先天性胆总管囊肿可有以下显像特征：①早期显像：囊肿部位常呈圆形或椭圆形显像剂分布缺损区。②延迟显像：上述缺损区有显像剂逐渐填充（呈显像剂浓集区）。③显像剂浓集区的长轴向下，多数与胆总管走向基本一致。④胆总管囊肿可持续显影至3~6小时，甚至24小时，脂肪餐后仍然存在。

（5）胆道术后的观察：胆道术后肝胆动态显像能够观察术后吻合口是否存在狭窄，了解胆道通畅情况。若术后胆道阻塞或吻合口狭窄，肝胆显像可呈肝外完全或不完全梗阻表现。肝脏外伤或胆总管囊肿破裂及胆道术后可出现胆瘘，如有胆瘘存在，肠道外可见片状异常显像剂浓聚影。

（6）肝移植术后的监测：肝胆动态显像有助于了解肝移植术后的情况，如：①肝功能的恢复情况；②有无胆汁漏存在；③及时发现胆系梗阻；④观察和判断肝脏有无排异反应等。

（7）肝细胞癌的定性及其转移灶的定位：某些肝细胞癌有类似肝细胞的功能。基于这一特点，可用$^{99}Tc^{m}$标记的PMT和EHIDA肝胆显像定性诊断原发性肝癌及其转移灶。其表现为早期显像病变部位呈显像剂分布缺损区，延迟显像1~3小时后原缺损区内有显像剂填充。

（四）胃肠道出血显像

1. 原理 胃肠道出血显像是应用不能自由透过血管壁的$^{99}Tc^{m}$标记显像剂，静脉注射后仅能使大血管和血供丰富、血容量大的脏器显影，如肝、脾等，最终从血池中消失；而肠壁血供不如前者丰富，一般不显影。当胃肠壁血管破损、发生活动性出血时，$^{99}Tc^{m}$标记的显像剂可随血液不断溢出血管外进入胃肠道，出现位移性异常显像剂聚集灶，可以观察出血的位置和范围。

2. 临床应用 胃肠道出血显像是一种无创伤、无痛苦又灵敏的检查方法。文献报告$^{99}Tc^{m}$-SC（$^{99}Tc^{m}$-Phy）显像诊断胃肠道出血的灵敏性达到85%~96%，甚至能发现<0.1ml/min的微量肠道出血。

（五）异位胃黏膜显像

1. 原理 正常胃黏膜和异位胃黏膜都可摄取和分泌游离$^{99}Tc^{m}O_4^-$。麦克尔憩室的并发症通常有胃肠道出血，常发生在2岁前，也可以出现在任何年龄。静脉注射$^{99}Tc^{m}O_4^-$ 185~370MBq（5~10mCi）（儿童7.4~11.1MBq/kg）后，异位胃黏膜可显示异常显像剂聚集灶，可达到定位、定性的诊断目的。

2. 临床应用 Meckel's憩室是儿童消化道出血的常见原因，好发于小肠的回肠部位。$^{99}Tc^{m}O_4^-$显像对该病诊断有较高的灵敏性和准确性，又具有无创、无痛苦、辐射剂量低、方法简便之优点。通常的钡剂造影和内镜对该病诊断意义不大。$^{99}Tc^{m}O_4^-$显像的不足之处，有时可出现假阴性和假阳性，如憩室内炎症、水肿、坏死或异位胃黏膜数量较少等原因常出现假阴性。小肠的梗阻、肠套叠、动静脉畸形、溃疡、炎性病变、肠道肿瘤等因素均易产生假阳性结果。

（六）唾液腺显像

1. 原理 唾液腺（包括腮腺、颌下腺和舌下腺）具有摄取和分泌$^{99}Tc^{m}O_4^-$的功能。静脉注射$^{99}Tc^{m}O_4^-$后随血流到达唾液腺，被叶间导管上皮细胞摄取，并暂时浓集于腺体内，之后经导管逐渐分泌排泄到口腔。因此，通过唾液腺显像可以观察唾液腺的位置、形态、大小和唾液腺的功能及其导管的通畅情况。

2. 临床应用

（1）唾液腺炎症的诊断：急性唾液腺炎表现为摄取显像剂的功能增强，双侧或一侧呈弥漫性显像剂聚集。慢性唾液腺炎，摄取显像剂的功能下降，表现为双侧或一侧弥漫性显像剂分布稀疏或不显影。

（2）Sjögren综合征：唾液腺显影欠清晰或不显影，对酸性刺激不敏感，口腔无或仅少量显像剂分布；在酸性刺激后时间-放射性曲线无下降，口腔曲线无升高。

（3）唾液腺肿瘤的诊断：唾液腺肿瘤通常禁忌做活检，$^{99}Tc^{m}O_4^-$显像对唾液腺肿块性质的筛选有一定价值。唾液腺的囊肿、脓肿等良性病变，显像时多表现为"冷区"。若肿块边缘模糊不清或不规整有可能为恶性肿瘤，应进一步检查。唾液腺的混合瘤和腺瘤以"温区"较为多见。Warthin's瘤多表现为"热区"。

三、习题

（一）名词解释

1. 肝胆动态显像

2. 肝动脉灌注显像

（二）填空题

1. 唾液腺显像是静脉注射显像剂________后随血流到达唾液腺，被________摄取并浓聚于腺体内。

2. 肝血管瘤的一般表现于血流灌注显像的动脉期呈________，血池显像表现为________，胶体显像中呈________。原发性肝癌在肝血流灌注显像的动脉期可显示异常的________，血池显像有________，胶体显像中呈________。肝脓肿时血流灌注显像的特点是________，血池显像时________，胶体显像中呈________。

3. 常用的胃肠道出血显像剂有2类：________和________，前者适宜于________，后者多用于________。

（三）单项选择题

【A1型题】

1. 消化道出血显像的目的是
   A. 确定出血部位　　B. 了解出血原因
   C. 测定胃肠出血的量　　D. 判断预后情况
   E. 完全替代创伤性的X线胃肠动脉造影检查

2. 肝血管瘤的典型的核医学影像是
   A. 肝胶体显像为局部显像剂缺损，血池表现为局部过度充盈
   B. 肝胶体显像为局部显像剂充盈，血池表现为局部过度缺损
   C. 肝胶体显像为局部显像剂缺损，血池表现为局部正常
   D. 肝胶体显像为局部显像剂浓聚，血池表现为局部过度充盈
   E. 肝胶体显像为局部显像剂浓聚，血池表现为局部正常

3. $^{99}Tc^{m}$-RBC消化道出血显像，在正常情况下观察不到的是
   A. 肝脏影像　　B. 脾脏影像　　C. 大血管影像
   D. 肾脏影像　　E. 肠道影像

4. 先天性胆道闭锁的肝胆动态影像特征是
   A. 肝影出现及消退延迟　　B. 肠道内显像剂延迟
   C. 肠道内始终不出现显像剂　　D. 心、肾显影明显
   E. 心、肾显影出现及消退延迟

5. 两侧唾液腺摄取低下常见于
   A. 病毒感染　　B. 细菌感染　　C. 干燥综合征
   D. 放射性炎症　　E. 桥本甲状腺炎

6. $^{99}Tc^{m}$-硫胶体显像用于胃肠道出血显像中能检出的最少出血量为
   A. 0.1ml/min　　B. 0.5ml/min　　C. 1ml/min
   D. 3ml/min　　E. 2ml/min

7. 关于消化道出血显像，下面叙述**不正确**的是

A. 用于检出活动性出血

B. 为提高诊断的灵敏性，可在检查前注射胰高血糖素

C. 正常时胃肠道含血量较低，基本不显影

D. 常用的显像剂为$^{99}Tc^{m}$-RBC

E. 主要用于检出陈旧性胃肠壁出血灶

8. 导致麦克尔憩室显像假阳性的原因

A. 阑尾炎　B. 憩室内炎症

C. 异位胃黏膜壁细胞数量少　D. 异位胃黏膜壁细胞坏死

E. 肠套叠

9. 肝胶体显像适应证是

A. 黄疸鉴别

B. 胆系结石时，肝胆各部位功能状况判定

C. 先天性胆道闭锁

D. 肝占位性病变

E. 麦克尔憩室

10. 主要摄取肝胆动态显像剂$^{99}Tc^{m}$-EHIDA的肝脏细胞是

A. 多角细胞　B. 星形细胞　C. 吞噬细胞

D. 白细胞　E. 红细胞

【A2型题】

11. 男，45岁。查体时B超发现肝内占位，肿瘤标记物正常，无明显不适。病人首次肝胶体显像显示肝右叶约2.5cm × 3.0cm大小的显像剂缺损区。两天后行血流灌注显像和血池显像，表现为血流灌注显像呈低灌注区，血池显像呈过度填充状态。其最可能诊断为

A. 原发性肝癌　B. 肝腺瘤　C. 肝血管瘤

D. 肝脓肿　E. 巴德-吉亚利综合征

12. 女，5岁。右下腹疼痛，便血3天。B超检查未见异常；行异位胃黏膜显像提示胃显影，右下腹可见异常显像剂浓聚灶，其显像时相和放射性强度与胃同步。其最可能诊断为

A. 胃溃疡　B. 麦克尔憩室　C. 阑尾炎

D. 回盲部肿瘤　E. 十二指肠-胃反流

【B型题】

（13~15题共用备选答案）

A. ^{99m}Tc-RBC　B. ^{99m}Tc-EHIDA　C. ^{99m}Tc-硫胶体

D. ^{99m}Tc-DTPA　E. ^{99m}Tc-MDP

13. 急性活动性出血，进行出血灶定位显像的显像剂最好用

14. 检测间歇性消化道出血最好使用的显像剂是

15. 异位胃黏膜显像，其显像剂是

（16~18题共用备选答案）

A. 胆道闭锁　B. 十二指肠反流　C. 麦克尔憩室

D. 肝血管瘤　　　　　　　　E. 肝硬化的结节

16. 异位胃黏膜最常见的疾病是

17. 肝血池显像呈局限性的异常显像剂聚集见于

18. 肝胆动态显像最常用于诊断

（四）简答题

1. 简述异位胃黏膜显像的原理和典型图像特点。

2. 胆道闭锁和胆总管囊肿是新生儿常见的先天性胆道疾病，请简述其核素显像的方法及影像特点。

四、参考答案

（一）名词解释

1. 肝胆动态显像: 当静脉注射可被肝细胞选择性摄取、分泌的肝胆显像剂时，显像剂随血流到达肝脏后迅速分布于肝组织中，继而经胆道系统排入肠道。此时应用核素显像仪器可以获得显像剂通过肝胆系统的一系列影像，称之肝胆动态显像，以此了解肝胆系统的病变、功能和胆道通畅情况。

2. 肝动脉灌注显像: 静脉"弹丸"式注射$^{99}Tc^{m}$标记的红细胞（$^{99}Tc^{m}$-RBC）随血流到达肝脏后，立即启动显像仪器连续、快速采集肝动脉灌注影像，了解肝内占位性病变的血供情况。

（二）填空题

1. $^{99}Tc^{m}O_4^-$　叶间导管上皮细胞

2. 低灌注　过度填充状态　显像剂缺损区　高灌注区　显像剂填充　显像剂缺损　无血流灌注　无显像剂填充　显像剂缺损

3. $^{99}Tc^{m}$-RBC　$^{99}Tc^{m}$-SC或$^{99}Tc^{m}$-Phy　慢性、间歇性胃肠道出血　急性持续性出血

（三）单项选择题

【A1型题】

1. A　2. A　3. E　4. C　5. C　6. A　7. E　8. A　9. D　10. A

【A2型题】

11. C　12. B

【B型题】

13. D　14. A　15. B　16. C　17. D　18. A

（四）简答题

1. 简述异位胃黏膜显像的原理和典型图像特点。

（1）原理: 异位胃黏膜具有与正常胃黏膜一样，对$^{99}Tc^{m}O_4^-$具有摄取和分泌的作用，在局部可出现异常显像剂浓集的现象，因此可用常规胃黏膜放射性核素显像法对异位胃黏膜病变提供诊断依据。

（2）典型图像特点: 腹部正常影像外出现异常显像剂浓集灶，并且部位相对固定，多位于右下腹，与胃同步显影，随着时间延长影像增浓。

2. 胆道闭锁和胆总管囊肿是新生儿常见的先天性胆道疾病，请简述其核素显像的方法及影像特点。

核素显像的方法是肝胆动态显像。

胆道闭锁的影像特点：肝脏显影清晰；心、肾持续显影；延长至24小时肠道内始终未见显像剂出现。苯巴比妥介入试验后仍无肠影出现。

先天性胆总管囊肿的影像特点：①早期显像，囊肿部位常显示圆形或椭圆形显像剂缺损区。②延迟显像，上述缺损区内有显像剂逐渐填充（呈显像剂浓集区）。③显像剂浓集区的长轴向下，多数与胆总管走向基本一致。④胆总管囊肿可持续显影至3~6小时，甚至24小时，脂肪餐后仍然存在。

（游金辉）

第十三章　泌尿系统显像

一、学习目标

1. 掌握　肾动态显像的原理及临床应用，肾图的原理及临床应用。

2. 熟悉　肾动态显像的显像剂、显像方法，肾图的图像分析，肾小球滤过率（GFR）测定的原理、方法及临床应用。

3. 了解　肾动态显像的图像分析，肾有效血浆流量（ERPF）测定，肾静态显像。

二、重点和难点内容

（一）肾动态显像的原理及临床应用

1. 肾动态显像的原理　静脉注射经肾小球滤过或肾小管上皮细胞摄取、排泌而不被重吸收的放射性显像剂，用SPECT或γ照相机快速连续动态采集包括双肾和膀胱区域的放射性影像，可依序观察到显像剂灌注腹主动脉、肾动脉后迅速集聚在肾实质内，随后由肾实质逐渐流向肾盏、肾盂，经输尿管到达膀胱的全过程。应用计算机感兴趣区技术，依据双肾系列影像获取双肾时间与放射性计数曲线便于图像分析。本法也可利用双肾早期集聚显像剂程度，通过特定的计算机软件来获得总的和分侧的有效肾血浆流量和肾小球滤过率。

2. 临床应用

（1）了解肾脏大小、位置和数目状况。

（2）肾皮质功能的评价，包括双肾肾小球功能和肾小管功能的评价。

（3）移植肾的监测，包括肾前性、肾性和肾后性的各种合并症，如各种排异反应、急性肾小管坏死以及尿瘘等。

（4）肾占位性病变，如肾内实性和囊性占位性病变的评价。

（5）急慢性肾衰竭的检测。

（6）肾外伤的探查。

（二）介入肾动态显像的种类、原理及临床应用

1. 种类　临床最常用的有利尿药介入试验和卡托普利介入试验两种。

2. 利尿肾动态显像原理　非梗阻性肾盂扩张病变因其扩张、容积增大导致放射性活性延迟潴留。注射利尿药后，尿流量迅速增加，可迅速将扩张的非梗阻性集合系统中潴留的放射性示踪剂洗出；而机械性梗阻病变因尿路不畅，注射利尿药后梗阻部位近端潴留的放射性示踪剂洗出缓慢或无法洗出。该试验要求患肾必须有足够的能力（肾功能）对利尿药作用做出充足的反应以便显著地增加尿流量。

临床应用：用于梗阻性肾盂积液和单纯性肾盂扩张的鉴别诊断。

3. 卡托普利肾动态显像原理 肾血管性高血压伴有肾动脉主干或大分支狭窄，若狭窄≥50%，其远端的肾动脉压和血流量将会暂时性降低，刺激患侧肾脏的近球小体分泌肾素。肾素作用于肝脏合成的血管紧张素原，使其转换为血管紧张素Ⅰ(AⅠ)，AⅠ在血管紧张素转换酶作用下又转换为血管紧张素Ⅱ(AⅡ)。患侧肾动脉血流灌注压降低，刺激AⅡ生成，对肾小球出球小动脉产生收缩效应，使肾小球血流灌注压和滤过压增高，维持正常的GFR值。卡托普利作为ACE抑制剂可抑制肾素-血管紧张素-醛固酮系统活性，降低ACE活性，阻断AⅠ转化为AⅡ，AⅡ浓度减少，使肾小球血流灌注压和滤过压降低，因而GFR降低，放射性显像剂潴留，表现为肾图不正常。

临床应用：筛选和鉴别诊断单侧肾血管性高血压病。

（三）肾图的原理及临床应用

1. 原理 静脉注射由肾小球滤过或肾小管上皮细胞摄取、分泌而不被重吸收的放射性示踪剂，在体外连续记录其滤过或摄取、分泌和排泄的全过程。所记录的双肾时间-放射性计数曲线称为肾图，反映肾脏的功能状态和上尿路排泄的通畅情况。

2. 临床应用 ①双肾功能的评价。②尿路通畅的判断。③通过单侧小肾图来判断单侧肾动脉狭窄、先天性小肾脏或游走肾的可能。

（四）肾静态显像的临床应用

1. 肾脏先天性变异，如异位肾、马蹄肾、孤立肾、双肾一侧融合、重复肾等。
2. 肾功能的评价。
3. 肾内实性占位性病变。
4. 急性肾盂肾炎的诊断及疗效评价。

三、习题

（一）名词解释

1. 肾图
2. 利尿肾动态显像

（二）填空题

1. 肾动态显像包括________显像和________显像两部分。
2. ________是鉴别上尿路机械性梗阻与非梗阻性尿路扩张的可靠方法。
3. ________有助于小儿急性肾盂肾炎的诊断和疗效评价。

（三）单项选择题

【A1型题】

1. 国内最常用的肾动态显像剂是

A. ^{99m}Tc-DTPA　B. ^{131}I-邻碘马尿酸钠　C. ^{131}I-6-碘代胆固醇
D. ^{99m}Tc-DMSA　E. ^{123}I-邻碘马尿酸钠

2. 关于肾动态显像的血流灌注相，说法**不正确**的是

A. 腹主动脉上段显影后2秒左右，双“肾影”隐约可见
B. 是反映肾内小静脉和毛细血管床的灌注影像
C. 双肾影形态完整，肾内灌注基本均匀
D. 两侧肾影出现的时间差＜1~2秒

E. 双肾影峰值差＜25%

3. 肾动态显像常用参考值，正确的是

A. 峰时＜2分钟　　B. 双肾峰时差＜2分钟

C. 双肾峰值差＜25%　　D. 20分钟清除率^{99m}Tc-EC＞40%

E. 20分钟清除率^{99m}Tc-DTPA＞50%

4. 关于异常肾图的临床意义，错误的说法是

A. 持续上升型仅见于尿路梗阻

B. 低水平延长型表明肾功能受损明显

C. 阶梯下降型一般无明显肾功能受损

D. 一侧低水平递降型可提示肾功能严重受损或无功能

E. 抛物线型见于肾功能受损

5. 单纯性肾盂扩张，肾图c段下降缓慢，注射呋塞米后的表现是

A. c段下降斜率不变　　B. c段下降明显增快　　C. c段下降更缓慢

D. c段下降稍减慢　　E. 曲线上升后又下降

6. 肾静态显像不能用于检测

A. 肾小球滤过率　　B. 肾实质内占位性病变　　C. 肾脏位置

D. 肾脏大小　　E. 肾脏形态

7. 有关肾静态显像描述不正确的是

A. 用于急性肾盂肾炎的诊断　　B. 用于相对肾功能的评价

C. 用于先天性肾畸形的诊断　　D. 用于尿路梗阻的诊断

E. 用于肾内占位性病变的诊断

8. 评价分肾功能最好的放射性核素显像方法是

A. ^{99m}Tc-DTPA肾动态显像　　B. ^{99m}Tc-EC肾动态显像

C. ^{99m}Tc-DMSA肾皮质显像　　D. ^{99m}Tc-MAG3肾动态显像

E. ^{131}I-OIH肾动态显像

9. 利尿肾动态显像是临床常用核素显像方法之一，显像方法描述不正确的是

A. 需要“弹丸”注射

B. 常用利尿药为呋塞米

C. 注射呋塞米时间可为显像开始后15分钟

D. 注射呋塞米时间可为显像开始前5分钟或0分钟

E. 显像前无须排空膀胱

10. 利尿肾动态显像是临床常用核素显像方法之一，有关其描述不正确的是

A. 可评价双肾功能

B. 可提供GFR数值

C. 与其他方法测定GFR不同，其可获得双肾的分肾功能

D. 主要用于单纯性肾盂扩张和上尿路梗阻的鉴别诊断

E. 双肾功能正常时，显像开始后至少需要5分钟膀胱才能显影

【A2型题】

11. 女，55岁。血压160/100mmHg，行肾动态显像，左肾灌注不良，实质影小且淡，肾图

为右侧正常、左侧小肾图。考虑为

A. 肾盂积水　　B. 输尿管痉挛　　C. 肾动脉狭窄

D. 肾上腺增生　　E. 输尿管狭窄

12. 男,61岁。其子肾衰竭,二人配型成功,拟行肾移植手术,对肾供体行相关检查,其中了解分肾功能应采用的检查是

A. 血生化肾功能　　B. 肾脏B超　　C. 肾盂静脉造影

D. 肾动态显像　　E. 肾脏CT

【B型题】

(13~14题共用备选答案)

A. ^{99m}Tc-DTPA　　B. ^{99m}Tc-DMSA　　C. ^{131}I-OIH

D. ^{99m}Tc-EC　　E. ^{99m}Tc-MAG_3

13. 使用肾图仪检查肾图常用的示踪剂是

14. 用于测定GFR的示踪剂是

(15~16题共用备选答案)

A. 肾灌注显像　　B. 肾功能显像　　C. 肾静态显像

D. 卡托普利肾动态显像　　E. SPECT肾断层显像

15. 在肾显像中要同时获得完整肾图曲线的显像方式是

16. 有助于鉴别诊断单侧肾血管性高血压的检查是

(四) 简答题

1. 简述肾动态显像的原理。

2. 异常肾图类型包括哪几种,并简述其临床意义。

四、参考答案

(一) 名词解释

1. 肾图: 静脉注射由肾小球滤过或肾小管上皮细胞摄取、分泌而不被重吸收的放射性示踪剂,在体外通过肾图仪或γ照相机连续记录其在肾内滤过或摄取、分泌和排泄的全过程。所记录的双肾时间-放射性计数曲线称为肾图,反映肾脏的功能状态和上尿路排泄的通畅情况。

2. 利尿肾动态显像: 在常规肾动态显像前后,为鉴别肾盂输尿管积水的性质,静脉注射利尿药(通常为呋塞米),使肾脏短时间产生大量尿液,尿流量迅速增加,通过能否加速排出淤积在扩张尿路中的示踪剂来鉴别上尿路机械性梗阻和非梗阻性扩张。

(二) 填空题

1. 肾血流灌注　肾功能动态

2. 利尿药介入试验

3. 肾静态显像

(三) 单项选择题

【A1型题】

1. A　2. B　3. C　4. A　5. B　6. A　7. D　8. C　9. E　10. E

【A2型题】

11. C　12. D

【B型题】

13. C　14. A　15. D　16. D

（四）简答题

1. 简述肾动态显像的原理。

静脉注射经肾小球滤过或肾小管上皮细胞摄取、排泌而不被重吸收的放射性显像剂，用SPECT或γ照相机快速连续动态采集包括双肾和膀胱区域的放射性影像，可依序观察到显像剂灌注腹主动脉、肾动脉后迅速集聚在肾实质内，随后由肾实质逐渐流向肾盏、肾盂，经输尿管到达膀胱的全过程。应用计算机感兴趣区技术，依据双肾系列影像获取双肾时间与放射性计数曲线便于图像分析。本法也可利用双肾早期集聚显像剂程度，通过特定的计算机软件来获得总的和分侧的有效肾血浆流量和肾小球滤过率。

2. 异常肾图类型包括哪几种，并简述其临床意义。

（1）持续上升型：单侧出现时，多见于急性上尿路梗阻；双侧同时出现，多见于急性肾性肾衰竭。

（2）高水平延长型：多见于上尿路梗阻伴明显肾盂积水。

（3）抛物线型：主要见于脱水、肾缺血、肾功能受损和上尿路引流不畅伴轻、中度肾盂积水。

（4）低水平延长型：常见于肾功能严重受损和急性肾前性肾衰竭，也可见于慢性上尿路严重梗阻。偶见于急性上尿路梗阻，当梗阻原因解除，肾图可很快恢复正常。

（5）低水平递降型：见于肾脏无功能、肾功能极差、肾阙如或肾切除。

（6）阶梯状下降型：见于尿反流和因疼痛、精神紧张、尿路感染、少尿或卧位等所致上尿路不稳定性痉挛。

（7）单侧小肾图型：可见于单侧肾动脉狭窄、先天性小肾脏和游走肾坐位采集肾图。

（赵德善　高海燕）

第十四章　血液和淋巴显像

一、学习目标

1. 掌握　前哨淋巴结的概念、显像原理、方法及临床应用。

2. 熟悉　血液系统显像的原理、方法及临床上的应用；淋巴显像的原理、方法及临床意义。

二、重点和难点内容

（一）前哨淋巴结显像

前哨淋巴结是指接受原发肿瘤淋巴回流的第一站淋巴结。在肿瘤周围或皮下注射的放射性核素显像剂将沿局部淋巴管逐级引流到周围的各级淋巴结并被巨噬细胞捕获吞取，使其滞留集聚于淋巴结，通过显像观察肿瘤局部淋巴结引流情况，肿瘤局部区域内首先显影的淋巴结，此即肿瘤的前哨淋巴结。常用的显像剂为颗粒直径约100~200nm的放射性胶体类和高聚物类，有^{99m}Tc-硫胶体、^{99m}Tc-人血清白蛋白、^{99m}Tc-右旋糖酐等。

前哨淋巴结的性质可以用作判断是否需要作区域淋巴结清扫的重要依据。前哨淋巴结显像可以清晰显示肿瘤组织引流的前哨淋巴结，辅助手术过程中对于前哨淋巴结的选择和性质判断。目前，前哨淋巴结显像已经成为乳腺癌等手术方式选择的重要依据之一。

（二）骨髓显像

一般情况下，骨髓单核巨噬细胞的功能与骨髓造血功能相一致，因此利用单核巨噬细胞的吞噬功能进行放射性骨髓显像可以间接反映红骨髓的分布及造血功能。常用的显像剂有^{99m}Tc-硫胶体、^{99m}Tc-植酸钠等，通过对骨髓图像显像剂的浓集程度进行分析诊断，临床上常用于再生障碍性贫血、骨髓纤维化等血液疾病的骨髓显像。

（三）淋巴显像

放射性核素标记的大分子物质（如^{99m}Tc-硫化锑）在引入人体组织间隙后，可以被毛细淋巴管摄取，进入淋巴循环，获得淋巴液循环的动态影像，显示流经的淋巴管和淋巴结的通畅程度和功能状态。淋巴管显像剂主要包括放射性胶体、蛋白质类以及高分子化合物三类，最常用的是^{99m}Tc-硫化锑和^{99m}Tc-DX。正常淋巴管图像显示两侧淋巴管基本对称，无明显延迟或中断；沿引流淋巴管链各站淋巴结清晰显示，显像剂分布基本均匀。若淋巴管链出现显像剂中断、引流区域淋巴结出现过度浓聚或显像剂缺损，淋巴引流区以外部位出现显像剂浓聚，均视为异常图像。临床上常用于乳糜症的定位、淋巴水肿、淋巴管炎的诊断。

三、习题

（一）名词解释

1. SLN

2. 毛细淋巴管

（二）填空题

1. 正常成人放射性胶体骨髓显像时，可见______骨髓显影，以______及______部位骨髓显示最清晰。

2. 正常淋巴显像清晰，左右______，淋巴链______，淋巴结呈圆形或卵圆形，显像剂分布______，其内显像剂分布的多少与注射点距离有关，距离越远显像剂分布越______。

3. 前哨淋巴结显像常用显像剂的直径为______nm，主要有______和______两类。

（三）单项选择题

【A1型题】

1. 前哨淋巴结是
   A. 距离肿瘤最近的淋巴结　B. 接受肿瘤淋巴引流的淋巴结
   C. 最早发生肿瘤转移的淋巴结　D. 与肿瘤融合的淋巴结
   E. 近心端的淋巴结

2. 可用于前哨淋巴结显像的显像剂是
   A. ^{99m}Tc-MIBI　B. ^{99m}Tc-SC　C. ^{99m}Tc-DTPA
   D. ^{99m}Tc-EHIDA　E. ^{99m}Tc-MDP

3. 不属于骨髓显像剂的是
   A. ^{99m}Tc-ECD　B. ^{99m}Tc-SC　C. ^{99m}Tc-NCAA
   D. $^{111}InCl_3$　E. ^{99m}Tc-MDP

4. 放射性胶体骨髓显像时，影像属于异常影像的是
   A. 肱骨远心端显影　B. 肝、脾显影　C. 股骨近心端显影
   D. 骨盆骨显影清晰　E. 肱骨近心端显影

5. 放射性核素淋巴结显像的设备不包括
   A. γ照相机　B. SPECT　C. DR
   D. PET/CT　E. SPECT/CT

6. 再生障碍性贫血的骨髓显像表现不包括
   A. 荒芜型　B. 抑制型　C. 浓集型
   D. 正常型　E. 都不是

7. 多发性骨髓瘤病人^{99m}Tc-NCAA显像最常见的异常影像为
   A. 局灶性缺损　B. 局灶性增强　C. 全身骨髓弥漫性减低
   D. 髓外造血　E. 全身骨髓弥漫性增高

8. 不属于骨髓显像临床应用范围的是
   A. 股骨头坏死的早期诊断　B. 多发性骨髓瘤的诊断　C. 骨关节退行性变的诊断
   D. 肿瘤骨转移的诊断　E. 以上均不是

9. 淋巴显像时，显像剂注射在

A. 静脉　　B. 淋巴结　　C. 皮下

D. 肌肉　　E. 髓腔

10. 关于前哨淋巴显像方法的描述中，**不正确**的是

A. 手术前一天于肿瘤周围的皮下分四点（3,6,9,12点钟方位）注射显像剂

B. 总注射剂量为1~2mCi

C. 术前定位显像需要PET显像仪进行采集

D. 术中用手提式γ探测仪寻找高放射活性的淋巴结，对放射性最高区域进行反复3次以上探测

E. 以上均是

【A2型题】

11. 男，60岁。反复发热半月余，伴乏力、气短，逐渐加重。查体见双下肢皮肤散在出血点，实验室检查血象示全血细胞减少，多部位骨髓穿刺示粒、红系及巨核细胞明显减少，拟行全身骨髓核素显像。最**不可能**的显像征象是

A. 全身骨髓不显影，仅见肝、脾影像

B. 全身骨髓活性低于正常，中央骨髓分布稀疏，容量减少，显影不良

C. 中央骨髓可见岛状显像剂分布增高影

D. 中央骨髓显像剂浓聚弥漫性减低，四肢骨骨髓显像剂浓聚弥漫性增加

E. 全骨髓显影不良

12. 男，50岁。结肠癌术后出现左下肢水肿，若行淋巴结显像，下列最可能出现的征象是

A. 患侧肢体淋巴管显影时间延长，淋巴管显影中断与扩张

B. 患侧肢体淋巴管显影增粗，淋巴回流缓慢

C. 患侧肢体淋巴引流区域出现显像剂浓聚影

D. 患侧肢体淋巴管显像清晰、连贯

E. 右下肢淋巴显影延迟

【B型题】

（13~14题共用备选答案）

A. 局灶性缺损　　B. 局灶性增强　　C. 全身骨髓弥漫性减低

D. 骨髓显像接近正常水平　　E. 外周骨髓扩张

13. 多发性骨髓瘤病人显像最常见的异常影像是

14. 急性白血病骨髓显像可见的征象是

（四）简答题

1. 试述前哨淋巴结显像原理。

2. 试举例骨髓显像常见的临床应用及其异常图像征象。

四、参考答案

（一）名词解释

1. SLN: 前哨淋巴结，是直接接受原发肿瘤淋巴回流和转移的第一个或第一站淋巴结。

2. 毛细淋巴管: 毛细淋巴管是淋巴管道的起始部,以盲端起于组织间隙,其内皮细胞具有有主动吞噬、胞饮大分子和微粒物质的特性。

(二) 填空题

1. 中心(或造血) 椎体 骨盆骨

2. 对称 影像连贯(或无固定中断) 均匀 少

3. 100~200 放射性胶体类 高聚物类

(三) 单项选择题

【A1型题】

1. C 2. B 3. A 4. A 5. C 6. C 7. B 8. D 9. D 10. C

【A2型题】

11. D 12. A

【B型题】

13. B 14. E

(四) 简答题

1. 试述前哨淋巴结显像原理。

毛细血管内皮平均间隙为30~50nm,细胞间多有连续的紧密连接,且细胞基底面有电子密度较大的基膜,使得造影剂难以进入毛细血管。而毛细淋巴管壁由单层内皮细胞构成,呈叠瓦状排列连接松散,基膜发育不完全;内皮间隙为120~500nm,癌周毛细淋巴管内皮细胞间隙可进一步扩大至300nm~5μm;此外,淋巴管内皮细胞有主动吞噬、胞饮大分子和微粒物质的特性。因此,在肿瘤周围或皮下注射的放射性胶体颗粒将沿局部淋巴管逐级引流到周围的各级淋巴结并被巨噬细胞捕获吞取,使其滞留集聚于淋巴结,通过显像观察肿瘤局部淋巴结引流情况,可标定出肿瘤局部区域内首先显影的淋巴结,此即肿瘤的前哨淋巴结。

2. 试举例骨髓显像常见的临床应用及其异常图像征象。

(1)再生障碍性贫血:骨髓图像表现呈多样化,主要包括:

全身骨髓抑制:全身骨髓显像剂浓聚弥漫性不同程度减低,甚至不显示。

局灶性骨髓再生:全身骨髓显像剂浓聚不同程度减低,局部呈现界限清晰的显像剂浓聚灶,显像剂分布明显高于周围骨髓组织。

(2)骨髓纤维化:疾病早期,骨髓显像基本正常,随着疾病进展,图像可出现躯干骨等中央骨髓显像剂浓聚弥漫性减低,四肢骨骨髓显像剂浓聚弥漫性增加。

(3)急性白血病:中央骨髓活性严重抑制,外周骨髓明显扩张。

(4)协助选择骨髓穿刺或活检部位。

(李小东)

第十五章　核素治疗

一、学习目标

1. 掌握　甲状腺功能亢进^{131}I治疗适应证、禁忌证、治疗前准备、治疗注意事项、治疗后复查随访，分化型甲状腺癌^{131}I治疗适应证、禁忌证、治疗前准备、治疗注意事项、治疗后复查随访，肿瘤骨转移放射性核素靶向治疗适应证、禁忌证、放射性药物、治疗前准备、疗效评价。

2. 熟悉　甲状腺功能亢进^{131}I治疗不良反应，分化型甲状腺癌^{131}I治疗不良反应；肿瘤骨转移放射性核素靶向治疗不良反应，放射性粒子植入治疗肿瘤临床应用，^{131}I-MIBG治疗肾上腺素能肿瘤适应证、治疗准备，β射线敷贴治疗适应证、临床应用。

3. 了解　放射性核素治疗种类，放射性核素标记的分子靶向治疗种类。

二、重点和难点内容

（一）甲状腺功能亢进^{131}I治疗适应证、禁忌证

1. 适应证　^{131}I治疗可以作为成人格雷夫斯甲亢的首选治疗方法之一；对抗甲状腺药物过敏、疗效差、疗效差或复发者；有颈部手术或外照射史；病程较长；老年病人（特别是有心血管疾病高危因素者）；Graves病伴白细胞或血小板减少；合并心脏病等；合并肝功能损伤；合并慢性淋巴细胞性甲状腺炎的病人中，RAIU增高者。

2. 禁忌证　妊娠、哺乳；GD病人确诊或临床怀疑甲状腺癌；不能遵循放射性治疗安全指导。

（二）甲状腺功能亢进^{131}I治疗治疗前准备、治疗后复查随访

治疗前准备：治疗前禁食高碘食物，如海带、紫菜等，停用所有可能降低甲状腺组织摄碘能力的药物和制剂，以消除其对甲状腺摄碘功能的影响。治疗前必须向病人解释方法的全过程、治疗的预期效果和可能出现的副作用、并发症和治疗随访安排，签订知情同意书等书面资料。检测甲状腺功能、全血细胞计数、肝肾功能、生化代谢等检查。进行甲状腺摄^{131}I率（RAIU）测定。

治疗后复查随访：定期有效地监测其甲状腺激素水平，能及时发现甲状腺功能减退，使其得到正确、合理使用甲状腺激素替代治疗。在治疗后第1、3、6、12个月应进行复查，以后每半年复查一次至终身。检测血清FT_3、FT_4、TSH，必要时进行肝肾功能检查。

（三）分化型甲状腺癌^{131}I治疗适应证、禁忌证

1. 适应证　对存在癌组织周围组织明显侵犯（术中可见）、淋巴结转移或远处转移（如肺、骨、脑等器官）者需行^{131}I清甲治疗。

肿瘤较小（≤1cm），没有周围组织的明显侵犯、淋巴结转移及其他侵袭性特征者，为

了方便随诊，可以行^{131}I清甲治疗。

对摄碘性DTC转移或复发病灶，可选择性应用^{131}I清灶治疗。

2. 禁忌证 妊娠期和哺乳期妇女；计划6个月内妊娠者。

（四）分化型甲状腺癌^{131}I治疗前准备、治疗后复查随访

治疗前准备：术后不服甲状腺素药物或术后服用甲状腺素药物。低碘饮食，避免增强CT检查。^{131}I清甲治疗前评估包括测定甲状腺激素、TSH、Tg、甲状腺球蛋白抗体（TgAb）、血清钙、甲状旁腺素、血常规、肝肾功能，颈部超声、心电图、胸部CT或胸部X线检查、RAIU测定等。签订知情同意书。育龄妇女需要进行妊娠测试。

治疗后复查随访：复查随访目的和意义是判断残留甲状腺组织和癌组织的情况，决定是否需要多次治疗；评估甲状腺素抑制治疗和监测复发和转移。

复查随访检查内容和时间：清甲治疗1个月、3个月应常规随诊，进行甲状腺激素、TSH、Tg、TgAb水平监测。L-T_4应当清晨空腹顿服。在剂量调整期间，约每4周测定1次血清TSH。

^{131}I治疗后6个月左右，可进行清甲是否成功的评估。随访前应停用$T_4$3~4周。

如清甲成功且未发现转移则每年随访1次，若发生转移，应尽早安排治疗。复查随访为终生性的，每年至少随访1次。必要时缩短随访间隔时间。

女性DTC病人在^{131}I治疗后6~12个月内避免妊娠。男性6个月内避孕。

（五）肿瘤骨转移放射性核素靶向治疗适应证、禁忌证

适应证：成骨性骨转移或混合性骨转移，^{99m}Tc-MDP全身扫描显像剂浓聚，骨痛用常规治疗方法，如镇静止痛剂、二膦酸盐和抗肿瘤治疗（激素、化疗）无效，或多发性病灶不适合应用外放射或手术治疗。

绝对禁忌证：妊娠和哺乳期病人。

（六）放射性药物、治疗前准备、疗效评价

几种治疗骨转移肿瘤的放射药物：氯化锶89（$^{89}SrCl_2$）、钐153-乙二胺四甲撑膦酸（^{153}Sm-EDTMP）、铼186-1-羟基亚乙基二膦酸（^{186}Re-HEDP）、铼188-1-羟基亚乙基二膦酸（^{188}Re-HEDP）、氯化镭223（$^{223}RaCl_2$）。

病人准备：^{99m}Tc-MDP骨扫描。停用广泛照射野的外照射治疗和化疗。全血和生化检查。签订知情同意书。

疗效评价：主要包括骨痛缓解程度和转移灶消退程度两个方面。

缓解骨痛的评价：评价标准主要分为Ⅰ级、Ⅱ级、Ⅲ级。$^{89}SrCl_2$：已被广泛用于前列腺癌、乳腺癌、肺癌、肾癌、鼻咽癌等所致骨转移疼痛的治疗，对前列腺和乳腺癌疗效尤为显著。$^{223}RaCl_2$单次给予治疗前列腺癌，治疗后1周、4周、8周，癌性骨痛缓解率分别为52%、60%、56%。

转移灶疗效评价：分为Ⅰ级（显效）、Ⅱ级（有效）、Ⅲ级（好转）、Ⅳ级（无效）。^{89}Sr发射的β射线能杀死肿瘤细胞，既可镇痛，还可抑制骨转移病灶的作用，使其缩小或消失。$^{223}RaCl_2$治疗后能延缓骨相关事件发生时间。治疗后骨转移病灶缩小或消失。

三、习题

（一）名词解释

1. 晚发甲低
2. 组织间种植治疗

3. 内放射治疗
4. radioimmunotherapy
5. “火焰” 现象
6. β敷贴治疗

（二）填空题

1. 用放射性核素进行内放射治疗，病灶部位的累积辐射剂量主要决定于________和________两个因素。
2. ^{131}I可用于治疗________、________、________和________等甲状腺疾病。
3. 分化型甲癌术后^{131}I治疗通常包括________和________两个步骤。

（三）单项选择题

【A1型题】

1. 目前对Graves病相对效益成本比最高的治疗方法是
A. ^{131}I治疗　B. 内科抗甲状腺药物（ATD）治疗
C. 外科手术治疗　D. 中药治疗
E. 甲巯咪唑治疗

2. 目前临床上常用的治疗用核素多为
A. γ射线发射体　B. α射线发射体　C. β射线发射体
D. 中子发射体　E. 正电子发射核素

3. 不能采用^{131}I治疗的是
A. Graves病伴白细胞或血小板减少的病人
B. 对内科抗甲状腺药物治疗过敏、疗效不佳或反复复发的Graves病病人
C. 妊娠或哺乳期Graves病病人
D. Graves病伴心房颤动的病人
E. Graves病伴肝功能轻度异常

4. 适合^{131}I治疗的情况是
A. 妊娠期Graves病病人
B. 近期有急性心肌梗死的Graves病病人
C. 有严重肾功能障碍的Graves病病人
D. 对内科抗甲状腺药物过敏的青少年Graves病病人
E. 哺乳期Graves病病人

5. 一般在口服^{131}I治疗Graves病后，甲状腺组织可出现水肿、变性、上皮肿胀并有空泡形成和滤泡破坏的病理改变的时间是
A. 2~4天　B. 2~4周　C. 2~4个月
D. 3~6个月　E. 6~9个月

6. 病人口服^{131}I治疗Graves病后，能对其疗效作出评价至少需要
A. 1~2个月　B. 3~6个月　C. 6~9个月
D. 9~12个月　E. 1~2年

7. 关于^{131}I治疗的说法错误的是
A. 甲亢合并突眼并非^{131}I治疗的禁忌

B. 甲亢合并肝功能受损时，在保肝治疗的同时进行^{131}I治疗是相对最佳的选择

C. 白细胞或血小板减少的甲亢病人，在给予生血药物治疗后，最好选择^{131}I治疗

D. 甲亢合并严重肾功能损害的病人可考虑^{131}I治疗

E. 青少年甲亢可以考虑^{131}I治疗

8. 肿瘤中**不是**起源于甲状腺滤泡细胞的是

A. 甲状腺乳头状癌　B. 甲状腺滤泡状癌　C. 甲状腺未分化癌

D. 甲状腺髓样癌　E. 分化型甲状腺癌

9. 某分化型甲癌病人，术后行^{131}I治疗两个疗程后，出现口干、无唾液分泌，咀嚼时出现腮部肿痛，应考虑病人为

A. 甲癌发生转移　B. 甲低的表现　C. 唾液腺受到辐射损伤

D. 甲状腺癌复发　E. 以上都不是

10. ^{153}Sm-EDTMP治疗骨转移性肿瘤，若需重复治疗，两次治疗的间隔时间应为

A. 1~2周　B. 2~4周　C. 2~4个月

D. 3~6个月　E. 6~9个月

11. $^{89}SrCl_2$治疗骨转移性肿瘤，若需重复治疗，两次治疗的间隔时间应为

A. 1~2周　B. 2~4周　C. 2~4个月

D. 3~6个月　E. 6~9个月

12. ^{131}I治疗Graves病后的早期反应中最严重的反应是

A. 恶心、呕吐　B. 皮肤过敏　C. 甲状腺肿胀、疼痛

D. 甲亢危象　E. 口干

13. 下列关于Graves眼病^{131}I治疗的说法中，**错误**的是

A. ^{131}I治疗前不伴有突眼者，治疗后发生突眼的概率较小

B. ^{131}I治疗前突眼严重的Graves病病人，治疗后眼部症状可能加重

C. 突眼严重的Graves病病人不能采用^{131}I治疗

D. 突眼严重的Graves病病人应采用综合治疗方案，如^{131}I治疗前后辅以糖皮质激素治疗等

E. Graves眼病可以行^{131}I治疗

14. 甲状腺疾病中，**不能**采用^{131}I治疗的是

A. Graves病　B. 分化型甲状腺癌　C. 非毒性甲状腺肿

D. 甲状腺囊肿　E. 分化型甲状腺癌淋巴结转移

15. ^{131}I治疗分化型甲癌转移灶时，^{131}I投予剂量常依据转移灶的部位不同而异，一般治疗甲癌肺转移灶时^{131}I投予剂量为

A. 50~100mCi　B. 100~150mCi　C. 100~150mCi

D. 200~250mCi　E. 300~350mCi

16. 当分化型甲癌失去分化时，可使用诱导其再分化的药物是

A. 维甲酸　B. ATD　C. 碘制剂

D. 碳酸锂　E. 维生素C

17. ^{131}I治疗Graves病的后期可能出现

A. 白细胞下降　B. 致癌　C. 影响生育能力

D. 致甲状腺功能减退　E. 智力下降

18. 放射性核素治疗骨转移性肿瘤时，器官受到的辐射剂量最大的是

A. 肝脏　B. 膀胱　C. 骨髓

D. 肺　E. 脑

19. 能用于肾上腺素能肿瘤治疗的放射性药物是

A. ^{153}Sm-EDTMP　B. ^{131}I-MIBG　C. ^{131}I-MIBI

D. ^{99m}Tc-MIBG　E. ^{123}I-MIBG

20. 不属于分子水平放射性核素治疗的是

A. 放射免疫治疗　B. 放射反义治疗　C. 放射受体治疗

D. 放射性种子植入治疗　E. 放射基因治疗

21. ^{131}I治疗去除分化型甲癌术后残留甲状腺组织，于服用^{131}I当天开始的1周内，可给予病人口服泼尼松(30mg/d)，其作用是

A. 减轻^{131}I对唾液腺的辐射损伤

B. 增加残留甲状腺组织对^{131}I的摄取

C. 减少放射性对肠道的损伤

D. 减轻辐射作用引起的甲状腺局部肿胀，特别是喉头水肿

E. 促进转移灶对^{131}I的摄取

22. ^{131}I治疗去除分化型甲癌术后残留甲状腺组织，服用去除剂量的^{131}I后，嘱病人含化维生素C片，目的是

A. 促进唾液分泌，减轻^{131}I对唾液腺的辐射损伤

B. 增加残留甲状腺组织对^{131}I的摄取

C. 减少放射性对肠道的损伤

D. 减轻辐射作用引起的甲状腺局部肿胀，特别是喉头水肿

E. 促进转移灶对^{131}I的摄取

23. 一般认为，核素骨显像发现肿瘤骨转移可较X线检查提前

A. 0.5~1个月　B. 2个月　C. 3~6个月

D. 7~9个月　E. 1~2周

24. 临床治疗常用的发射β射线的核素

A. ^{131}I、^{211}At　B. ^{131}I、^{212}Bi　C. ^{131}I、^{32}P

D. ^{125}I、^{123}I　E. ^{123}I、^{124}I

25. ^{131}I治疗甲亢确定剂量时，应考虑增加剂量的因素是

A. 病程短　B. 未经任何治疗　C. 结节性甲状腺肿

D. Graves病　E. 甲状腺质地软

26. 用^{131}I治疗分化型甲状腺癌，让病人含化维生素C的目的是

A. 补充维生素C　B. 减轻颈部水肿　C. 清洁口腔

D. 促进唾液分泌　E. 增加甲状腺摄取

27. 骨肿瘤病灶浓聚放射性药物^{153}Sm-EDTMP的机制是

A. 抗原抗体反应

B. 配体受体结合

C. 肿瘤细胞特异性摄取

D. 病灶部位骨代谢活跃形成的放射性药物浓聚

E. 碱基配对结合

28. 诊断Graves病最特异性的检查组合是

A. T_3、T_4、FT_3、FT_4、TSH　B. T_3、T_4、TSH

C. FT_3、FT_4、TSH　D. T_3、T_4、FT_3、FT_4、TSH、TgAb、TPOAb

E. T_3、T_4、TSH、Tg

29. 诊断甲状腺功能减退最灵敏的指标是

A. T_3、T_4　B. FT_3、FT_4　C. TSH

D. TgAb、TPOAb　E. Tg

30. 分化型甲状腺癌治疗后复查最常用的影像学检查是

A. 颈部彩超　B. 核素扫描　C. CT

D. MRI　E. X线

【A2型题】

31. 女，46岁。颈部肿大、心悸、多食、易饥、消瘦3年，诊断为"Graves病"，经ATD治疗2年，停药3月，FT_3、FT_4明显增高，TSH降低。WBC 8.0×10^9/L，肝肾功能未见异常。适宜的治疗方案是

A. 中药治疗　B. 手术治疗　C. 继续观察

D. ^{131}I治疗　E. 左甲状腺素钠治疗

32. 女，35岁。颈部肿大、多汗、消瘦、手抖1年，诊断为"Graves病"，甲巯咪唑治疗2周，出现皮肤瘙痒、皮疹。后续的治疗方案是

A. 继续甲巯咪唑治疗　B. 手术治疗

C. 停服甲巯咪唑，改用^{131}I治疗　D. 中药治疗

E. 甲巯咪唑减量治疗

33. 女，40岁。颈部肿大、多汗、消瘦、手抖2年，诊断为"Graves病"，经过^{131}I治疗后3年，出现怕冷、乏力、水肿、记忆力减退。应进行随访检查的项目是

A. 甲状腺穿刺　B. 甲状腺扫描　C. 甲状腺B超

D. 甲状腺CT　E. FT_3、FT_4、TSH

34. 男，6岁。"神经母细胞瘤"^{123}I-MIBG诊断显像，左上腹见巨大显像剂分布异常增高，全身多处骨转移，包括颅骨、肩胛骨、肱骨、肋骨、盆骨、股骨。原发肿瘤手术后，应选择的治疗方案是

A. ^{153}Sm-EDTMP　B. ^{99m}Tc-MDP　C. ^{131}I-MIBI

D. ^{131}I-MIBG　E. ^{123}I-MIBG

35. 女，36岁。发现右颈部包块2个月入院，行"左颈侧区淋巴结清扫+右侧甲状腺探查"手术治疗，术后病理检查结果提示"甲状腺乳头状癌淋巴结转移"，术后4周，FT_3、FT_4明显减低，TSH 80mIU/L，Tg 230μg/L。适宜的治疗方案是

A. ^{131}I治疗+左甲状腺素钠治疗　B. ATD治疗

C. 中药治疗　D. 左甲状腺素钠治疗

E. 补碘治疗

36. 女，42岁。发现左颈部包块6个月入院，行“甲状腺全切”，术后病理“甲状腺乳头状癌淋巴结转移”，随后行^{131}I“清灶治疗”，每日服左甲状腺素钠100μg治疗6个月。停左甲状腺素钠4周，FT_3、FT_4明显减低，TSH 65mIU/L，Tg 60μg/L。适宜的治疗方案是

A. 左甲状腺素钠治疗　　B. ATD治疗
C. 中药治疗　　D. ^{131}I治疗+左甲状腺素钠治疗
E. 随访观察

【B型题】

（37~39题共用备选答案）

A. $^{89}SrCl_2$　　B. ^{131}I-MIBG　　C. ^{124}I-MIBG
D. ^{99m}Tc-MDP　　E. ^{123}I-MIBG

37. 前列腺癌骨转移疼痛可以选用
38. 嗜铬细胞瘤可以选用
39. 神经母细胞瘤可以选用

（40~42题共用备选答案）

A. ^{153}Sm-EDTMP治疗　　B. ^{131}I治疗　　C. ^{131}I-MIBG治疗
D. ^{90}Sr敷贴治疗　　E. ^{99}Tc-MDP治疗

40. 分化型甲状腺癌全切术后，淋巴结转移，治疗可以选用
41. 分化型甲状腺癌全切术后，肺转移，治疗可以选用
42. 类风湿性关节炎，治疗可以选用

（四）简答题

1. 简述^{131}I治疗Graves病的注意事项。
2. 简述^{131}I治疗去除分化型甲癌术后残留甲状腺组织的意义。
3. 简述分化型甲状腺癌转移灶^{131}I治疗前的准备工作。

四、参考答案

（一）名词解释

1. 晚发甲低: 指Graves病^{131}I治疗1年以后发生的甲低。目前认为晚发甲低的发生与病人的自身免疫反应和甲亢的自然病程转归等因素有关，而与^{131}I投予剂量无关。^{131}I治疗后的晚发甲低病人需终生服用甲状腺激素替代治疗。

2. 组织间种植治疗: 在CT或超声引导下经皮穿刺或术中将放射性核素粒子源植入病灶内，放射性核素粒子源释放的射线直接造成病变组织的破坏。如放射性^{125}碘粒子植入治疗前列腺癌等。

3. 内放射治疗: 指将放射性核素或其标记化合物引入病人体内后，其能选择性浓聚于病变组织或器官，利用核素衰变时产生的射线的电离辐射生物效应，破坏病变组织或抑制其功能，达到治疗目的的方法。

4. radioimmunotherapy: 即放射免疫治疗（RIT），指将抗体作为一种特异性载体，与高活度的放射性核素结合，利用抗原-抗体能特异性结合的特性，将放射性核素标记的抗体引入病人体内后，能与特异性肿瘤抗原结合而浓聚于肿瘤组织，借助放射性核素产生的电离辐射生物效应，杀伤肿瘤细胞活抑制肿瘤细胞的生长，起到治疗肿瘤的目的，而对正

常组织的影响较小。

5.“火焰”现象: 又称“反跳痛”,指少部分(约5%~10%)骨转移性肿瘤病人在给予放射性核素治疗后通常在72小时内,出现一过性骨痛加剧的现象,暂时性,可自行缓解,对止痛药有反应,一般来说,出现这种现象提示病人对治疗反应好。

6. β敷贴治疗: β^-粒子的射程很短,若把释放β^-粒子的放射性核素敷贴在皮肤病变的表面,利用其衰变时释放的β^-粒子产生的辐射生物效应,发挥治疗皮肤病变的作用,此即为β敷贴治疗。此类治疗方法并非将放射性核素引入病人体内,故不属于内照射治疗范畴,但它又与发射γ射线的核素进行远距离外照射不同,它是将放射源紧贴在皮肤病变表面,属近距离的治疗方法。

(二)填空题

1. 摄取放射性药物的多少　放射性药物在病灶停留时间的长短

2. Graves病　自主功能性甲状腺结节　非毒性甲状腺肿　分化型甲状腺癌

3. 术后残留甲状腺组织的清除治疗　分化型甲癌转移灶的治疗

(三)单项选择题

【A1型题】

1. A　2. C　3. C　4. D　5. B　6. B　7. D　8. D　9. C　10. C
11. D　12. D　13. C　14. D　15. C　16. A　17. D　18. B　19. B　20. D
21. D　22. A　23. C　24. C　25. C　26. D　27. D　28. D　29. C　30. A

【A2型题】

31. D　32. C　33. E　34. D　35. A　36. D

【B型题】

37. A　38. B　39. B　40. B　41. B　42. A

(四)简答题

1. 简述^{131}I治疗Graves病的注意事项。

(1)碘是甲状腺合成甲状腺激素的主要原料之一,^{131}I进入病人体内后,能被甲状腺组织选择性摄取,功能亢进的甲状腺组织摄取^{131}I更多。

(2)^{131}I进入病人体内后,能停留一定的时间。^{131}I在甲亢病人的甲状腺组织内平均半衰期为3~5天。

(3)^{131}I属放射性核素,其衰变时产生β射线,平均射程约2mm,可对甲状腺组织产生集中照射,使其被破坏或功能受到抑制,减少甲状腺激素的释放,达到治疗目的。

(4)^{131}I衰变时发射的β射线占90%以上,且其射程短,能量主要释放在甲状腺组织内,因此对周围组织及全身几乎没有什么影响。

2. 简述^{131}I治疗去除分化型甲癌术后残留甲状腺组织的意义。

(1)术后残留甲状腺组织能摄取^{131}I,用^{131}I去除DTC术后残留甲状腺组织的同时,也消除了隐匿在残留甲状腺组织中微小DTC病灶,减低DTC的复发率和转移发生的可能性。

(2)残留甲状腺组织完全去除后,由于TSH升高可促使DTC转移病灶摄碘能力增强,有利于用^{131}I显像发现DTC转移灶,同时利于用^{131}I对转移灶的治疗。

(3)残留甲状腺组织被完全去除后体内无Tg的正常来源,有利于通过检测血清Tg水平的变化，对DTC的复发或转移进行诊断。

（4）给予去除或治疗剂量^{131}I后进行的全身显像，常可发现诊断剂量^{131}I全身显像未能显示的DTC病灶，这对制订病人随访和治疗方案有重要意义。

3. 简述分化型甲状腺癌转移灶^{131}I治疗前的准备工作。

停服左旋甲状腺片2~4周，目的使TSH水平升高；禁碘4周；检查血常规、肝功、肾功；胸部X片、心电图检查；甲功及Tg、TGAb、TPOAb。

（陈　跃　黄占文）

第十六章　标记免疫分析

一、学习目标

1. 掌握　放射免疫分析的概念、基本方法及质量控制。

2. 熟悉　体外分析技术的概念和类型。

3. 了解　体外分析技术的发展和现状。

二、重点和难点内容

（一）放射免疫分析基本原理和质量控制

1. 放射免疫分析的基本原理　是竞争性抑制的结合反应。即放射性标记抗原和非标记抗原同时与限量的特异性抗体进行竞争性免疫结合反应。

2. 放射免疫分析的质量控制　室内质量控制包括零标准管结合率（B_0%）、非特异性结合率（NSB%）、最低浓度管和最高浓度管的结合率之差应大于30%、剂量反应曲线连线回归的参数、ED25、ED50、ED75、质控品、质控图等以及室间质量评价。

（二）放射免疫分析和免疫放射分析的区别

IRMA与RIA的主要区别是放射性核素^{125}I标记的是抗体而不是抗原，待测物与过量标记抗体发生反应是非竞争性的免疫反应。此外，IRMA使用了针对不同抗原决定簇的两种单克隆抗体，避免了交叉反应。其反应速度比RIA快，灵敏度和特异性均比RIA好，而且具有标准曲线工作范围宽、操作简单等优点。

（三）不同体外分析技术方法的区别

目前常用的标记免疫分析分为放射性核素标记、酶标记、化学发光、荧光标记和胶体金标记分析技术。

放射性核素标记分析技术是以放射性核素标记抗原或者抗体的分析技术。

酶标记免疫分析以酶标记抗体与样本中待测抗原相结合形成酶标记抗原-抗体免疫复合物，再利用酶促反应使待测物与酶标记免疫复合物作用，使底物显色而被测定。

化学发光免疫分析是基于化学发光反应和免疫反应建立起来的免疫分析技术。

时间分辨荧光免疫分析是以镧系元素代替放射性核素标记抗原或抗体，利用紫外线或激光使其激发而发射荧光，同时采用波长和时间两种分辨检测技术进行分析，具有超灵敏、动态范围宽、稳定性好、易于自动化等突出优点。

胶体金标记分析技术是以胶体金为标记物，应用于免疫组织化学或免疫学分析中，对抗原或抗体的物质进行定位、定性乃至定量研究的标记技术。

三、习题

（一）名词解释

1. 放射免疫分析法
2. 免疫放射分析法
3. 精密度
4. 非特异性结合率（NSB）
5. 标记抗原
6. 标准曲线
7. 化学发光免疫分析技术
8. 灵敏度

（二）填空题

1. 在RIA中，________是待测样品的定量依据，而________是放射性样品测量的依据。

2. 免疫放射分析法是标记________，其中________是过量的。

3. RIA分析中，抗体的质量指标有________、________、________。

4. 与RIA比较，IRMA的可测对象更________，工作范围更________，特异性更________，稳健性更________。

5. 时间分辨荧光免疫分析技术用具有长荧光寿命的荧光物质作为标记物，常用的标记物是________螯合物。

6. 在做T_4的放射免疫分析测定时，各实验管中所加的主要试剂包括________，________，________三种。

7. RIA的基本原理是________和________共同与________所发生的竞争性抑制；为了保证分析结果的准确可靠，一定要进行质量控制，其目的是________。

8. 放免分析的质控指标有________、________、________、________、________、________。

9. RIA的分离方法是使________与________分开。

10. 放射免疫测量中对标记抗原的要求有________、________、________。

（三）单项选择题

【A1型题】

1. 免疫放射分析（IRMA）与放射免疫分析（RIA）比较，**不正确**的描述是

   A. 灵敏度提高6~10倍　　B. 标准曲线测量范围不变
   C. 特异性高　　D. 精密度好
   E. 稳定性好

2. 在RIA中，不加结合剂时标记抗原被分离试剂结合的符号是

   A. B_0%　　B. NSB%　　C. ED_{50}
   D. T　　E. ED_{25}

3. 体外放射分析检测的批间质控图上三种QC血清的测定值出现情况后，结果全不可信的是

   A. 有一种大于3SD　　B. 有两种不同方向大于1SD

C. 有两种同一方向大于1SD　　D. 有一种大于2SD
E. 有两种不同方向大于1SD

4. RIA中，B_0%范围一般要求在
A. 20%~40%　　B. 50%~70%　　C. 30%~50%
D. 10%~30%　　E. 70%~90%

5. 放射免疫分析法的基本原理是
A. 放射标记抗原与限量的特异抗体进行竞争结合反应
B. 放射标记抗原与限量的特异抗体进行结合反应
C. 放射标记抗原与过量的特异抗体进行结合反应
D. 放射标记抗原和非标记抗原与过量的特异抗体进行竞争结合反应
E. 放射标记抗原和非标记抗原与限量的特异抗体进行竞争结合反应

6. 放射免疫分析标准品
A. 与待测样品不一定具有相等免疫活性和亲和能力
B. 与待测样品有相等免疫活性和亲和能力
C. 与待测样品无相等免疫活性和亲和能力
D. 与待测样品有相等免疫活性和无相等亲和能力
E. 与待测样品无相等免疫活性和有相等亲和能力

7. 免疫放射分析法的基本原理是
A. 放射标记抗原与过量的特异抗体进行结合反应
B. 放射标记抗原与限量的特异抗体进行结合反应
C. 抗原与限量的特异抗体进行结合反应
D. 抗原与过量的特异标记抗体进行结合反应
E. 放射标记抗原和非标记抗原与限量的特异抗体进行竞争结合反应

8. 放射免疫分析法中，所用的标记抗原的放化纯度应大于
A. 90%　　B. 80%　　C. 70%
D. 95%　　E. 98%

9. 一般用变异系数（CV值）作为指标对放射免疫分析试剂盒进行质量评价，要求将批间CV值控制在
A. 1%~5%　　B. 5%~10%　　C. 10%~15%
D. 15%~20%　　E. 20%~25%

10. 可用来表示RIA的特异性的是
A. 抗原的免疫活性　　B. 抗体的交叉反应率　　C. 抗体的亲和力
D. 抗体的滴度　　E. 抗体的分子量

11. **不常**用于放射免疫技术分析的物质是
A. 激素　　B. 微量蛋白质　　C. 肿瘤标志物
D. 药物　　E. 抗核抗体

12. 关于IRMA说法正确的是
A. 反应中加入过量的标记抗原　　B. 反应中加入定量的标记抗原
C. 反应中加入过量抗体　　D. 反应中加入过量的标记抗体

E. 反应中加入定量的标记抗体

13. 关于RIA，下列说法正确的是

A. 标记抗原限量　B. 标记抗体限量　C. 抗体限量

D. 标准抗原限量　E. 待测抗原限量

14. 关于单位点IRMA说法正确的是

A. 首先加入固相抗原与待测标本　B. 然后加入标记抗体

C. 测定固相免疫复合物的放射量　D. 测定上清液的放射量

E. 待测抗原需含两个以上表位

15. 除碘原子外，用于放射免疫分析法的放射性核素还有

A. ^{18}F、^{3}H　B. ^{14}C、^{3}H　C. ^{99m}Tc、^{14}C

D. ^{99m}Tc、^{13}N　E. ^{13}N、^{18}F

16. 与放射免疫分析法比较，免疫放射分析法的特点是

A. 反应模式为竞争抑制　B. 特异性较低　C. 分析误差大

D. 反应速度快　E. 标记简单

17. 放射免疫诊断试剂盒购置后一般能用1~2个月，不能放置时间过长，是因为

A. 抗原变性　B. 抗体失活　C. 放化纯度降低

D. 细菌污染　E. 超过半衰期

18. 免疫放射分析法与放射免疫分析法的主要区别在于

A. 标记核素不同　B. 标记抗体不同　C. 单抗用量少

D. 分离法不同　E. 定量抗体

19. 与体外化学发光分析法比较，放射免疫分析法所**不具备**的是

A. 灵敏度高　B. 特异性强　C. 自动化分析

D. 重复性好　E. 试剂用量小

20. 体外放射分析技术的检测对象为机体中的

A. 痕量元素　B. 放射性核素　C. 微量生物活性物质

D. 无机元素　E. 酶

【A2型题】

21. 女，53岁。多饮、多食、多尿伴消瘦半年。实验室检查：空腹血糖增高，尿糖阳性。初诊：代谢性疾病。拟进行甲状腺素、血清C肽及胰岛素测定，以下测定方法最佳的是

A. 免疫放射分析　B. 放射免疫分析　C. 荧光免疫技术

D. 免疫电泳技术　E. 酶免疫技术

22. 在临床上常规放射免疫分析中，当样品中待测物质浓度超过标准曲线有效范围时，测定样品中待测物质浓度的方法是

A. 增加标准曲线剂量点　B. 将样品进行稀释

C. 减少样品加样量　D. 对样品进行浓缩

E. 在标准曲线上进行外推获得样品浓度

23. 女，50岁，乳腺癌术后10年，腰背部疼痛1月余。骨ECT示胸腰椎多发骨转移。临床拟行^{89}Sr治疗，该放射性药浓聚于骨转移灶处的原理是

A. 抗原抗体结合　B. 受体配体结合

C. 底物与酶结合　　D. 核苷酸链的互补作用

E. 放射性药物对乏氧组织的特异性亲和作用

24. 女，35岁，诊断为葡萄胎，手术治疗后监测疗效的手段，下列最可靠、经济的是

A. 放射免疫法测定血液癌胚抗原含量

B. 免疫放射法测定血液甲胎蛋白含量

C. 放射免疫法测定血液绒毛膜促性腺激素含量

D. 正电子发射型计算机断层显像

E. 单光子发射型计算机断层显像

【B型题】

（25~26题共用备选答案）

A. 竞争性抑制　　B. 非竞争结合

C. 针对多克隆抗体特异性较低　　D. 针对单克隆抗体特异性较强

E. 与两种抗体无关

25. 放射免疫分析的特异性是

26. 免疫放射分析的特异性是

（27~30题共用备选答案）

A. 核素标记抗原　　B. 核素标记抗体　　C. 限量

D. 等量　　E. 过量

27. 放射免疫分析中标记物的使用为

28. 免疫放射分析中标记物的使用为

29. 放射免疫分析的标记物是用

30. 免疫放射分析的标记物是用

（31~32题共用备选答案）

A. 免疫胶体金法　　B. 放射免疫分析　　C. 胶乳凝集抑制试验

D. 酶免疫试验　　E. 以上都是

31. 关于尿HCG的检测，方法灵敏度最高的是

32. 不需要分离结合物的方法是

（33~34题共用备选答案）

A. 抗体　　B. 受体蛋白　　C. 聚乙二醇（PEG）

D. 酶蛋白　　E. 以上都不是

33. 在体外放射分析中，决定检查结果准确性的是

34. 在体外放射分析中，不能作为特异性结合剂的物质是

（四）简答题

1. 放射免疫分析的基本原理是什么？其与免疫放射分析的主要区别点有哪些？

2. 常见的非放射免疫分析方法有哪些？

四、参考答案

（一）名词解释

1. 放射免疫分析法: 放射免疫分析法属竞争性放射配体结合分析技术，其基础是放

射性标记的抗原和非标记抗原(标准抗原或被测抗原)同时与限量的特异性抗体进行的竞争结合反应。有灵敏度高、特异性强、精密度和准确度高以及广泛应用等特点,是疾病诊断和医学研究的重要方法。

2. 免疫放射分析法: 本法属非竞争性放射配体结合分析技术,它与以RIA为代表的竞争性放射配体分析技术的主要区别有两点:其一是用放射性核素标记抗体去测抗原,而不是像RIA法那样用标记抗原去测抗原;其二是采用过量抗体,而不是像RIA法那样采用限量抗体。IRMA法与RIA法相比较,前者提高了检测的灵敏度,并使检测范围增宽,特异性和精确度也得到进一步提高,故已在临床上推广应用,前景看好。

3. 精密度: 是指同一样品重复测定的实测值的离散程度,即复管的重复性。它是评价随机误差的指标,通常以复管的标准差(SD)和变异系数(CV)表示。

4. 非特异性结合率(NSB): 不加特异性抗体时,标记抗原与非特异性物质的结合率,一般要求<5%~10%。

5. 标记抗原: 用放射性核素标记的抗原,用于标记抗原的放射性核素主要有^{125}I、^{14}C和^{3}H。目前临床上应用最多的是^{125}I。

6. 标准曲线: *Ag-Ab的量(因变量)与Ag的量(自变量)之间存在的竞争性抑制数量关系是放射免疫分析的定量基础,这种数量关系可以由标准竞争抑制曲线(简称标准曲线)来表示。

7. 化学发光免疫分析技术: 是将具有高灵敏度的化学发光测定技术与高特异性的免疫反应相结合,用于各种抗原、半抗原、抗体、激素、酶、脂肪酸、维生素和药物等的检测分析技术。是继放免分析、酶免分析、荧光免疫分析和时间分辨荧光免疫分析之后发展起来的一项最新免疫测定技术。

8. 灵敏度: 就是RIA方法能够测定的用统计学方法能与零剂量相区别的最小量。灵敏度主要取决于零标准管结合率的标准差。

(二)填空题

1. 标准品　标记抗原
2. 抗体　标记抗体
3. 抗体亲和力　特异性　滴度
4. 灵敏　宽　高　好
5. 镧系元素
6. 标记抗原　抗T_4抗体　分离剂
7. 放射性标记抗原　非标记抗原　限量的特异性抗体　保证分析误差控制在可以接受的范围之内
8. 精密度　灵敏度　准确度　特异性　稳定性　健全性
9. 抗原抗体复合物　游离抗原
10. 比活度要高　放射化学纯度要好　很好的免疫活性

(三)单项选择题

【A1型题】

1. B　2. B　3. A　4. C　5. E　6. B　7. D　8. A　9. B　10. B
11. D　12. D　13. C　14. D　15. B　16. D　17. C　18. B　19. C　20. C

【A1型题】

21. B　22. B　23. A　24. C

【B型题】

25. C　26. D　27. C　28. E　29. A　30. B　31. B　32. A　33. A　34. C

（四）简答题

1. 放射免疫分析的基本原理是什么？其与免疫放射分析的主要区别点有哪些？

放射免疫分析是以竞争性结合反应为基本原理。当反应达到平衡后*Ag与Ab结合的复合物的量（因变量）与Ag的量（自变量）之间所表现的竞争性抑制的数量关系是本法定量检测的基础，这种数量关系可由标准竞争抑制曲线（又称标准曲线）来表示。二者区别如下：

RIA	IRMA
竞争性抗原抗体结合反应	非竞争性抗原抗体结合反应
采用标记抗原	采用标记抗体
三种主要反应试剂	两种主要反应试剂
所用抗体是限量的	所用抗体是过量的
*AgAb的量与待测Ag的量呈负相关	Ag*Ab的量与待测Ag的量呈正相关
反应到达平衡慢	反应到达平衡快
非特异结合主要影响高剂量区	非特异结合主要影响低剂量区
低剂量区有不确定因素	低剂量区无不确定因素

2. 常见的非放射免疫分析方法有哪些？

常见的非放射免疫分析有化学发光免疫分析、酶标记免疫分析、时间分辨荧光免疫分析等多种体外标记免疫分析技术。

（1）化学发光免疫分析技术包括化学发光免疫分析、化学发光酶免疫分析技术、电化学发光免疫测定。

（2）酶标记免疫分析是以测定酶的活性来确定被测物含量的免疫分析方法。其原理是以酶标记的抗体或抗原，利用酶促作用使底物反应并使酶底物显色而使酶的作用得到放大。这样就大大提高了检测的灵敏度。

（3）时间分辨荧光免疫分析是一种特殊的荧光分析法，其原理是将能发荧光的物质原子标记抗原或抗体，通过测定荧光量，定性或定量分析抗原或抗体，也可标记蛋白质、多肽、激素、核酸探针等。

（徐慧琴）

第十七章　放射生物学与放射防护

一、学习目标

1. 掌握　常用辐射剂量单位的概念和意义，核医学检查的安全性。

2. 熟悉　内、外照射的辐射防护目的和原则，剂量限值和参考水平，辐射效应的分类。

3. 了解　辐射的来源，低剂量辐射的生物效应，不同影像技术的辐射剂量。

二、重点和难点内容

（一）常用辐射剂量单位

1. 照射量　是度量辐射场的一种物理量，反映X射线、γ射线对空气的电离能力。

2. 照射量率　指单位时间内照射量的变化量，用符号X表示。

3. 吸收剂量　是指每单位质量的被照射物质所吸收任何电离辐射的平均能量。

4. 剂量当量　是用适当的修正因子对吸收剂量进行加权，从而使修正后的吸收剂量更能反映辐射对机体的危害程度。

5. 器官当量剂量　依据不同类型射束引发生物效应程度的不同来衡量辐射对特定器官或组织的危害，用于辐射防护领域。

（二）低剂量辐射的兴奋效应及电离辐射生物效应的分类

1. 低剂量辐射的兴奋效应　兴奋效应（hormesis）是指某因素在大剂量时有害，而在微小剂量时对机体产生有益作用。低剂量辐射是指辐射剂量在0.2Gy以内的低线能量转移（linear energy transfer，LET）辐射或0.05Gy以内的高LET辐射。若以上辐射剂量其剂量率在0.05Gy/min以内，则称为低水平辐射。低水平辐射诱导的适应性反应泛指低水平辐射引起的各种刺激性效应。可表现于许多基本生命活动，如促进生长、繁殖，延长寿命，提高适应能力，增强防卫，刺激修复等。

2. 电离辐射生物效应的分类

（1）组织反应（确定性效应，deterministic effect）：是指辐射损伤的严重程度与所受剂量呈正相关，有明显的阈值，剂量未超过阈值不会发生有害效应。一般是在短期内受较大剂量照射时发生的急性损害。如放射性皮肤损伤、生育障碍。

（2）随机性效应（stochastic effect）：研究的对象是群体，是辐射效应发生的概率（或发病率而非严重程度）与剂量相关的效应，现有防护体系假定不存在具体的阈值。随机效应意味着低的辐射剂量也可能造成损害。

（三）内照射及外照射辐射防护的目的和原则

1. 辐射防护的目的　确定性效应和随机性效应共同构成电离辐射危害，这种危害不仅仅发生在受照者本人，也可能会发生在受照者的后代，人们可以通过一系列的防护手段，降低辐射危害，但不能完全消除电离辐射的危害。基于此，辐射防护的目的就是在电离辐射中，防止有害的确定性效应的发生，降低随机性效应的发生概率，使之达到可以接受的水平。

2. 辐射防护的原则

（1）实践的正当化：医疗实践所致的射线照射同社会和个人从中获得的利益相比是可以接受的，但要确定该医疗实践是否符合适应证、是否应该进行。

（2）放射防护的最优化：在确定该医疗实践是可行的前提下，使受照辐射剂量尽可能降低，以最小的代价，获得最大的净利益，避免一切不必要的照射。

（3）个人剂量的限值：在正当化和最优化原则指导下的医疗实践可以保障受检者、公众和从业人员的受益和辐射安全的情况下，我国《放射卫生防护基本标准GB4792.84》确立了个人剂量限值，确保受照射人员所接受的当量剂量不应超过规定的限值。

（四）核医学检查的安全性评估

1. 病人检查的安全性评估 目前普遍认为一次性接受50mSv以下的辐射剂量是安全的，超过100mSv才有可能产生直接辐射损伤的风险；各种核医学检查的病人辐射剂量，均远远低于上述安全剂量，因此核医学检查是非常安全的医学检查。根据国际原子能机构相关说明：完成普通核医学SPECT/CT检查，病人体内仅有微量的放射性，不会对周围的人或者医务人员造成任何伤害，因此无须特别关注和防护。^{18}F-FDG PET/CT检查时，病人的辐射剂量来源于^{18}F-FDG和CT，有较多的文献报道，一次从颅底到大腿的^{18}F-FDG PET/CT检查平均辐射剂量是14mSv左右，远低于安全剂量；另外，PET/CT检查从注射显像药物到完成显像一般需要经过100分钟左右，此时病人体内的放射性由于物理衰变和生物代谢已所剩无几，对周围人员所产生的辐射已经非常低；即使是特殊病人，在检查过程中需要全程陪护，陪护者所接受的最大剂量约为0.16mSv，对人体健康几乎不会产生影响。因此，完成PET/CT检查后，也无须限制病人的活动。病人可以自由进行其日常活动，不会对周围的人造成任何损害。

2. 核医学工作者的安全性评估 因为医疗工作的需要，日常工作中无可避免地需要接触放射性核素和注射过放射性核素的病人。国际原子能机构对于核医学工作人员是这样规定的：对于大多数核医学诊断检查项目而言，即使是怀孕的工作人员也没有必要采取任何的额外防护措施，只要与病人直接接触的时间尽可能缩短就可以了。

三、习题

（一）名词解释

1. 吸收剂量
2. 剂量当量
3. 当量剂量
4. 随机性效应

（二）填空题

1. 天然辐射源包含________、________和________。

2. 电离辐射生物效应包括________和________。

3. 辐射防护的基本原则有________、________和________。

（三）选择题

【A1型题】

1. 吸收剂量的国际单位是

A. 伦琴（R） B. 戈瑞（Gy） C. 拉德（rad）

D. 希沃特（Sv） E. 库伦（C）

2. 下列辐射量中，反映不同射线引起不同生物效应的是

A. 吸收剂量 B. 照射量 C. 当量剂量

D. 有效剂量 E. 照射量率

3. 外照射防护的基本方法**不包括**

A. 时间防护 B. 距离防护 C. 屏蔽防护

D. 围封包容 E. 以上均不是

4. 人类目前所受照射的最大人工电离辐射照射来源是

A. 核能发电 B. 医疗照射 C. 核武器试验

D. 潜在照射 E. 公众照射

5. 存在剂量阈值的辐射效应是

A. 随机性效应 B. 遗传效应 C. 确定性效应

D. 致癌效应 E. 远期效应

6. 辐射损伤随机效应的特点是

A. 效应的发生率与剂量无关 B. 剂量越大效应越严重

C. 只要限制剂量便可以限制效应发生 D. 存在剂量阈值

E. 只要受照一定会发生

7.《放射诊疗管理规定》对特殊群体的诊断性检查作出规定，不得将核素显像检查和X射线胸部检查列入对辐射敏感群体的常规检查项目。这里辐射敏感群体是指

A. 婴幼儿及少年儿童 B. 残疾人 C. 老年人

D. 育龄妇女 E. 癌症病人

8. 以下**不属于**辐射防护的基本原则的是

A. 最优化原则 B. 个人剂量限值 C. 实践的正当化

D. 剂量指导水平 E. 以上A、B和C

9. 对电离辐射高度敏感的人体器官或组织有

A. 结缔组织 B. 肌肉 C. 软骨

D. 骨组织 E. 性腺

10. 以下辐射种类中，**不属于**射线装置的是

A. CT B. MR C. DR

D. CR E. DSA

【A2型题】

11. 男，65岁，因患前列腺癌，感腰痛，怀疑骨转移，需行SPECT骨显像扫描，所受到的照射称为

A. 公众照射 B. 职业照射 C. 医疗照射

D. 潜在照射 E. 天然照射

12. 女，33岁，妊娠30周出现心悸、多汗、手颤。被诊断为Graves。合理的治疗方案是

A. 药物治疗　　B. 放射性核素治疗　　C. 手术治疗

D. 停止妊娠　　E. 以上均可

【B型题】

A. 1mSv　　B. 2mSv　　C. 5mSv

D. 20mSv　　E. 50mSv

13.《电离辐射防护与辐射源安全基本标准》（GB 18871—2002）规定了公众照射的剂量限值：年有效剂量是

14.《电离辐射防护与辐射源安全基本标准》（GB 18871—2002）规定了职业照射的剂量限值：放射工作人员连续5年中任何一年不应超过

（四）问答题

1. 核医学检查的安全性如何？

2. 外照射和内照射防护的措施各有哪些？

四、参考答案

（一）名词解释

1. 吸收剂量：指每单位质量的被照射物质所吸收任何电离辐射的平均能量，它是从能量角度来反映一段时间内辐射能量沉积数量的，用符号D表示，即：$D=dE \cdot dm^{-1}$，式中dE是质量为dm的被照射物所吸收的辐射能量。吸收剂量的国际单位是焦耳/千克（J/kg）。

2. 剂量当量：即使在吸收剂量相同的情况下，不同品质的辐射所产生的生物效应的严重性各不相同，为了便于比较，在辐射防护中引入剂量当量这一概念。它是用适当的修正因子对吸收剂量进行加权，从而使修正后的吸收剂量更能反映辐射对机体的危害程度。剂量当量用符号H表示，专用符号是希沃特（Sv）。

3. 当量剂量：当量剂量依据不同类型射束引发生物效应程度的不同来衡量辐射对特定器官或组织的危害，用于辐射防护领域。当量剂量以辐射权重因子（R）取代品质因数及其他因子的乘积，单位是J/kg。

4. 随机性效应：随机效应研究的对象是群体，是辐射效应发生的概率（或发病率而非严重程度）与剂量相关的效应，现有防护体系假定不存在具体的阈值。随机效应意味着低的辐射剂量也可能造成损害。

（二）填空题

1. 宇宙射线　宇宙射线感生放射性核素　天然存在的地球辐射

2. 组织反应（确定性效应）　随机性效应

3. 实践的正当化　防护的最优化　个人剂量限值

（三）选择题

【A1型题】

1. B　2. C　3. D　4. B　5. C　6. A　7. A　8. D　9. E　10. B

【A2型题】

11. C　12. A

【B型题】

13. A　14. E

（四）问答题

1. 核医学检查的安全性如何？

目前普遍认为一次性接受50mSv以下的辐射剂量是安全的，超过100mSv才有可能产生直接辐射损伤的风险（存在辐射确定性效应的风险），达到250mSv辐射剂量为亚临床剂量（无症状性过量辐射，有可能造成少量生物细胞损伤，人体可修复或代偿，不至于产生临床症状），超过500mSv辐射照射，则可能造成5%受照人员出现辐射损伤症状，超过1000mSv辐射照射，才可能造成25%受照人员出现辐射损伤症状。纵观各种核医学检查的病人辐射剂量，均远远低于上述安全剂量，因此核医学检查是非常安全的医学检查。

国际原子能机构对于核医学工作人员是这样规定的：对于大多数核医学诊断检查项目而言，即使是怀孕的工作人员也没有必要采取任何的额外防护措施，只要与病人直接接触的时间尽可能缩短就可以。因为来自于已经注射放射性药物病人的辐射剂量非常低，所以没有必要基于辐射安全的理由而脱离常规工作环境。病人在进行显像检查时，是体内放射性相对最强的时间段，在这种工作环境中，即使是孕妇都没有必要回避，足见其辐射剂量是非常低的，对核医学工作人员当然是安全的。

根据国际原子能机构相关说明：完成普通核医学SPECT/CT检查后，病人体内仅有微量的放射性，不会对周围的人或者医务人员造成任何伤害，因此无须特别关注和防护。完成PET/CT检查后，病人体内所发射出的射线量已经非常低。病人可以自由进行其日常活动，不会对周围的人造成任何损害，只需限制其与孕妇和儿童的接触。因此，对公众也是安全的。

2. 外照射和内照射防护的措施各有哪些？

外照射的防护措施包括：①时间防护：缩短操作时间以减少外照射剂量的防护措施，称为时间防护。②距离防护：一般情况下，在外照射源的工作状态较为稳定的情况下，人员受到的外照射剂量率近似地与其离开放射源的距离的平方呈反比，依据这种规律减少外照射剂量率的防护措施，称为距离防护。③屏蔽防护：在人体与放射源之间设置屏蔽，使射线逐步衰减和被吸收是一种安全而有效的措施。

内照射防护的基本措施包括在规定的区域内进行放射性操作，避免场所及环境污染，定期进行放射性污染检查和监测，对放射性物品进行屏蔽储藏。内照射防护总的原则是围封包容、隔离放射性物质防止扩散，除污保洁，防止污染，讲究个人防护。

（唐　军）

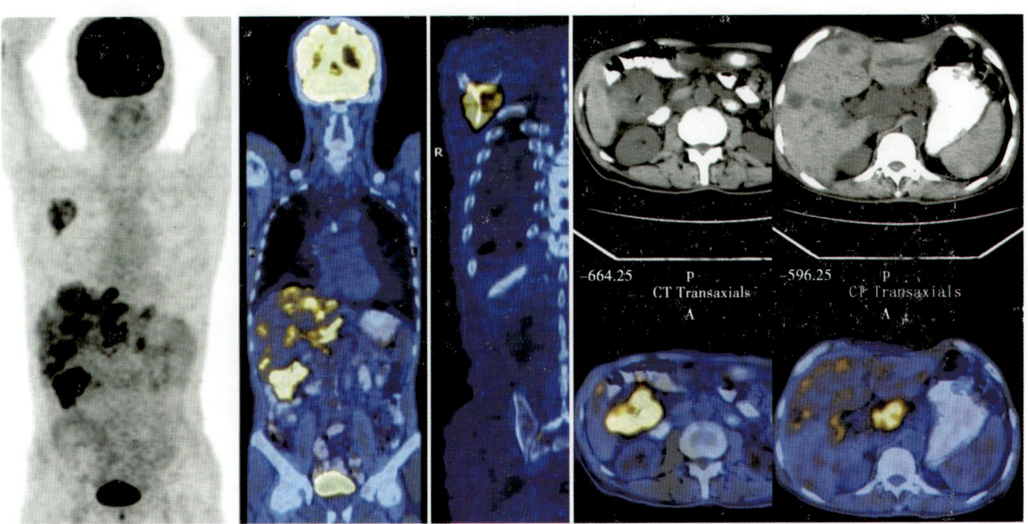

图6-1

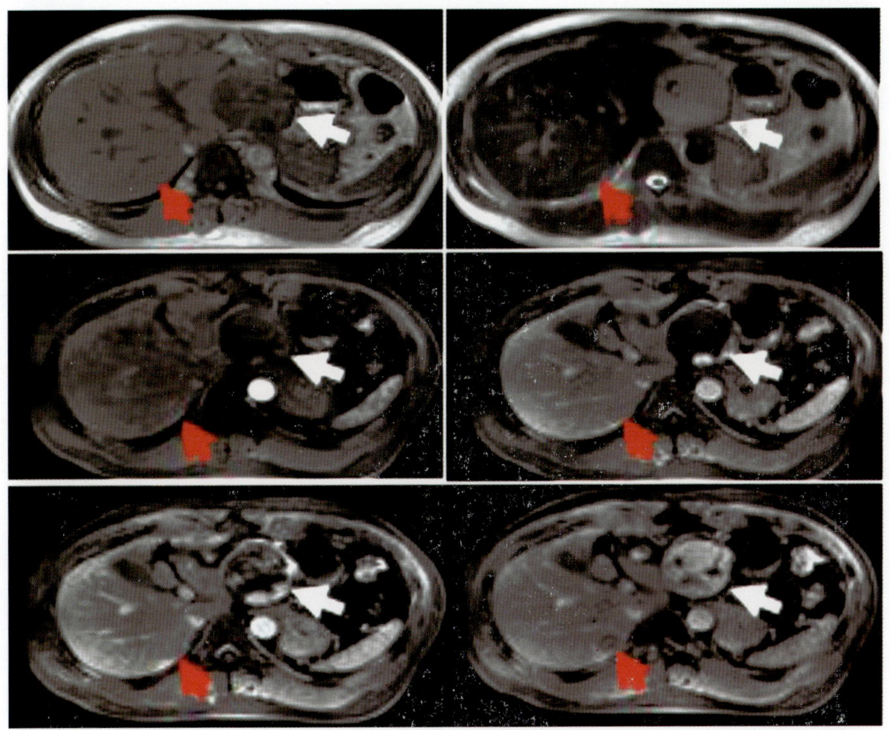

图6-2

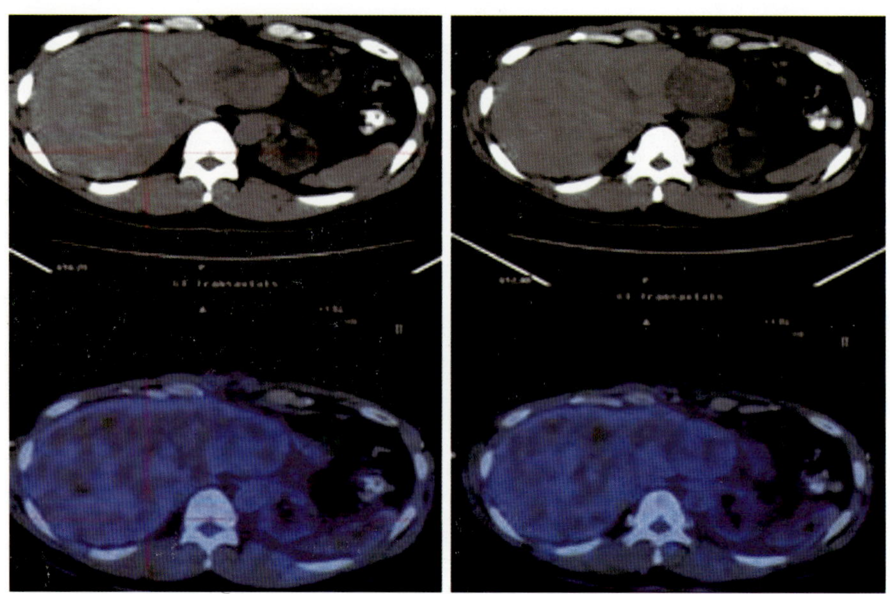

图6-3

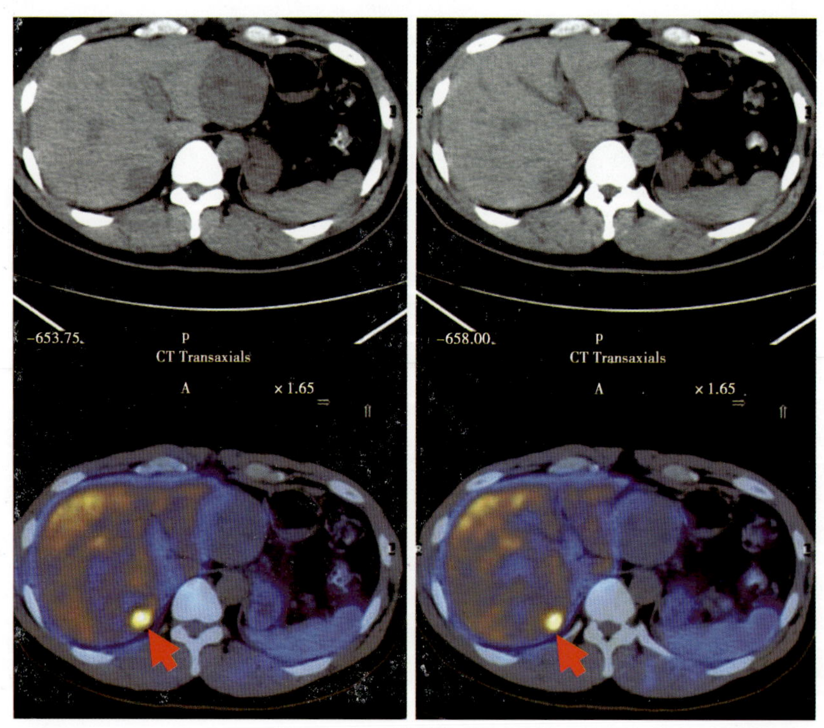

图6-4

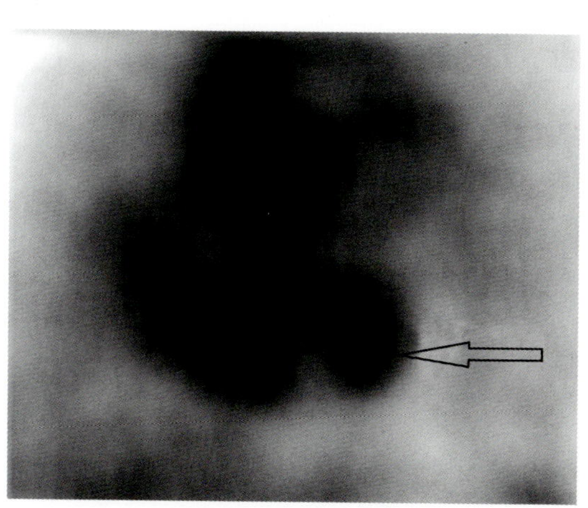
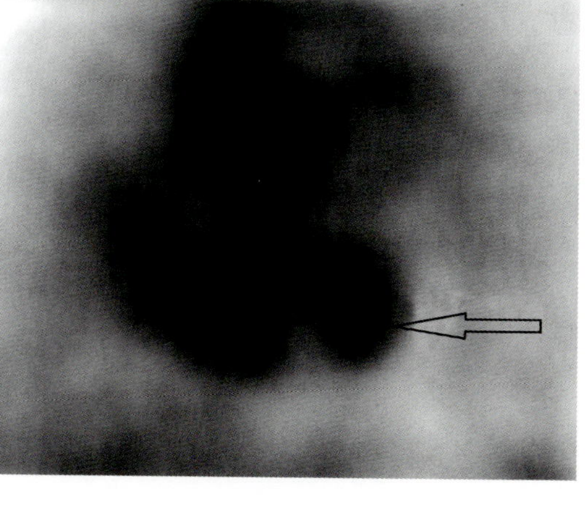

图8-1

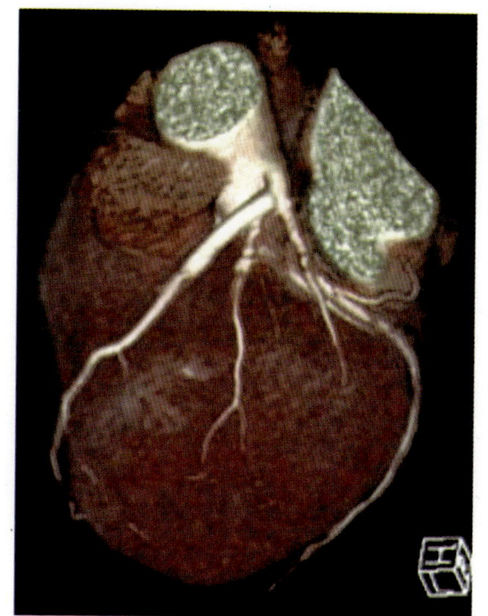

图8-2

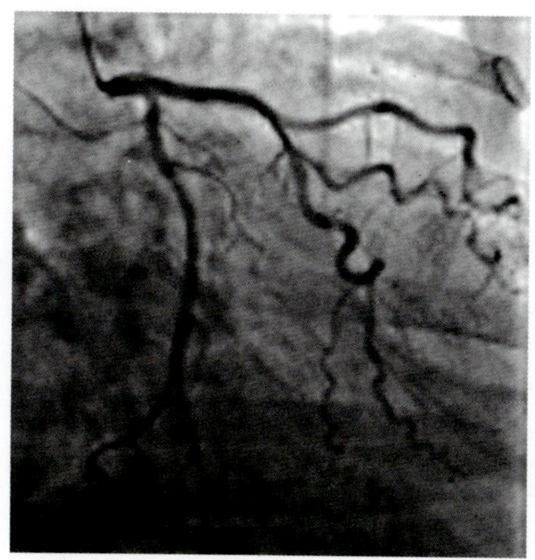

图8-3

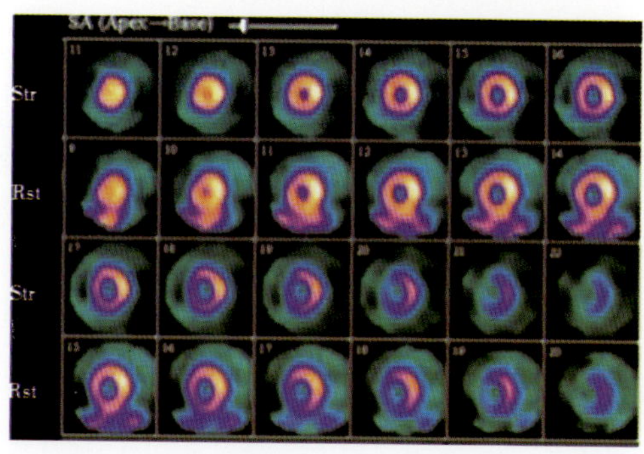

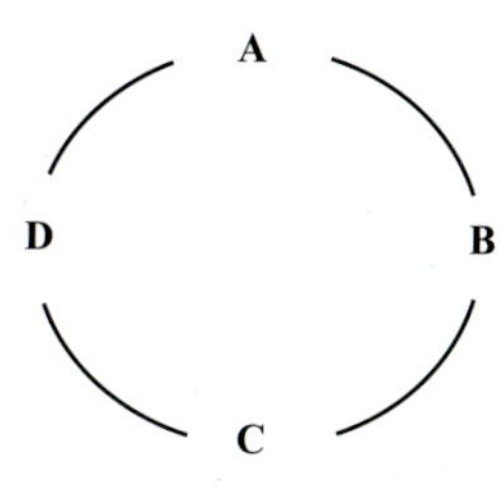

图8-4